少年时新知大讲堂·前沿科学系列

未来医学

小多（北京）文化传媒有限公司 编著

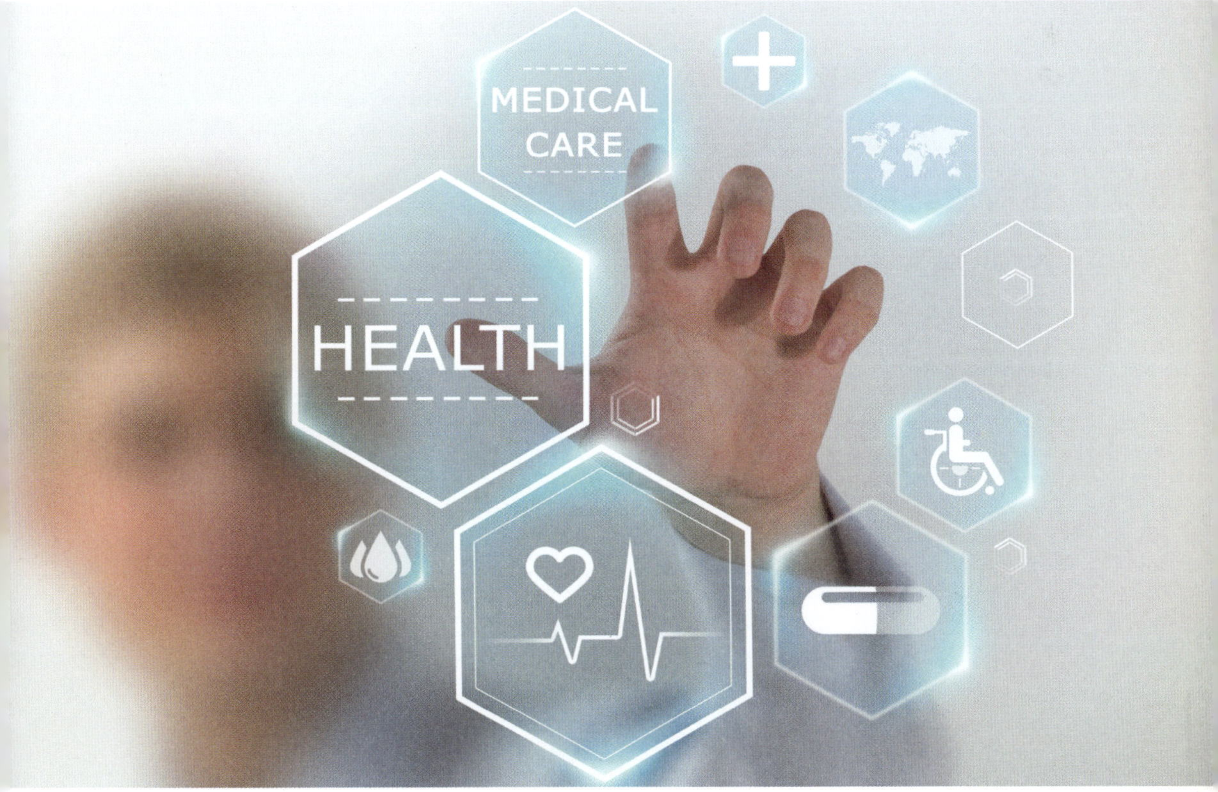

天地出版社 | TIANDI PRESS

绿色印刷　保护环境　爱护健康

亲爱的读者朋友：

本书已入选"北京市绿色印刷工程——优秀出版物绿色印刷示范项目"。它采用绿色印刷标准印制，在封底印有"绿色印刷产品"标志。

按照国家环境标准（HJ2503-2011）《环境标志产品技术要求 印刷 第一部分：平版印刷》，本书选用环保型纸张、油墨、胶水等原辅材料，生产过程注重节能减排，印刷产品符合人体健康要求。

选择绿色印刷图书，畅享环保健康阅读！

北京市绿色印刷工程

图书在版编目（CIP）数据

未来医学 / 小多（北京）文化传媒有限公司编著 . -- 成都：天地出版社，2017.6
（少年时新知大讲堂·前沿科学系列）
ISBN 978-7-5455-2806-0

Ⅰ. ①未… Ⅱ. ①小… Ⅲ. ①医学－少儿读物 Ⅳ. ① R-49

中国版本图书馆 CIP 数据核字 (2017) 第 077660 号

少年时新知大讲堂·前沿科学系列
未来医学 WEILAI YIXUE
小多（北京）文化传媒有限公司　编著

出品人　杨　政
策划编辑　戴迪玲　阮　健
组稿编辑　阮　健　秦　捷　徐　宁　方　玉
责任编辑　郭汉伟
特约编辑　韦　恩　阮　健　张楠楠　吕亚洲　徐　宏
封面设计　李今妍
美术编辑　申永冬

出版发行　天地出版社
（成都市槐树街 2 号 邮政编码：610014）
网　　址　http://www.tiandiph.com
http://www. 天地出版社 .com
电子邮箱　tiandicbs@vip.163.com
经　　销　新华文轩出版传媒股份有限公司

印　　刷　北京盛通印刷股份有限公司
版　　次　2017 年 6 月第 1 版
印　　次　2017 年 6 月第 1 次印刷
成品尺寸　710mm×1000mm 1/16
印　　张　6
字　　数　110 千字
定　　价　19.80 元
书　　号　ISBN 978-7-5455-2806-0

咨询电话：（028）87734639（总编室）
购书热线：（010）67692522（市场部）

编辑策划成员

祝伟中（美），小多总策划，跨学科学者，国际资深媒体人

戴迪玲，学前教育硕士，资深童书出版人

阮健，小多执行主编，英国教育学硕士，科技媒体人，资深童书策划编辑

郭汉伟，科普书专业编辑，擅长医学化学领域

张楠楠，“少年时”专题编辑，清华大学化学生物学硕士

吕亚洲，“少年时”专题编辑，高分子材料科学学士

周帅，“少年时”专题编辑，生物医学工程博士，瑞士苏黎世大学空间生物技术研究室学者

张卉，“少年时”专题编辑，德国经济工程硕士，清华大学工、文双学士

秦捷（比），小多全球组稿编辑，比利时鲁汶天主教大学MBA，跨文化学者

冯迪，“少年时”专栏编辑、电子书编辑，新闻学学士

原媛，“少年时”文学、视频编辑，中央戏剧学院影视编导专业学士

王丽萍，“少年时”美术编辑，畅销丛书“生命价值”的设计者

李萌，“少年时”美术编辑，绘画专业学士

方玉（德），德国不伦瑞克市“小老虎中文学校”创始人，获奖小说作者

主要创作团队成员

拜伦·巴顿，美国生物学博士，大学教授，科普作者

凯西安·科娃斯基，资深作者和记者，哈佛大学法学博士

陈喆，清华大学生物学硕士

克里斯·福雷斯特，美国中学教师，资深科普作者

丹·里施，美国知名童书和儿童杂志作者，资深科普作家

段煦，博物学者和科普作家，南极和北极综合科学考察探险家

让－皮埃尔·佩蒂特，物理学博士，法国国家科学研究中心高级研究员

基尔·达高斯迪尼，物理学博士，欧洲核子研究组织粒子物理和高能物理前研究员

谷之，医学博士，美国知名基因实验室领头人

韩晶晶，北京大学天体物理学硕士

哈里·莱文，美国肯塔基大学教授，分子及细胞研究专家，知名少儿科普杂志撰稿人

海上云，工学博士，计算机网络研究者，美国10多项专利发明家，资深科普作者

杰奎琳·希瓦尔德，美国获奖童书作者，教育传媒专家

季思聪，美国教育学硕士和图书馆学硕士，著名翻译家

贾晶，曾任花旗银行金融计量分析师，“少年时”经济专栏作者

凯特·弗格森，美国健康杂志主编，知名儿童科学杂志撰稿人

肯·福特·鲍威尔，孟加拉国国际学校老师，英国童书及杂志作者

奥克塔维雅·凯德，新西兰知名科普作者

彭发蒙，美国无线电专业博士

雷切尔·莎瓦雅，新西兰获奖童书作者、诗人

徐宁，旅美经济学硕士，科普读物作者

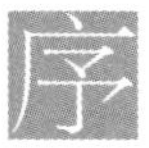

“前沿科学系列”，生逢其时

科学史理论家、清华大学教授 刘兵

“少年时新知大讲堂·前沿科学系列”丛书10册终于出版了。面对当下社会上对面向青少年的科普需求的迅速增大，这套书的出版可谓生逢其时。

随着科普成为全社会关注的热点，也相应地呈现出了科普类的各种图书的出版热潮。在各类科普图书百花齐放，但又质量良莠不齐的情况下，高水平的科普图书品种依然有限。而在留给读者的选择空间不断增大的情况下，也同时加大了读者选择的困难。

正是在这样的背景下，我愿意向青少年读者推荐这套“少年时新知大讲堂·前沿科学系列”丛书。简要地讲，我觉得这套图书有如下一些优点：它非常有策划性，在选择的话题和讲述的内容的结构上也非常合理；也涉及科学的发展热点，又不忽视与人们的日常生活密切相关的内容；既介绍最新的科学前沿探索，也不忽视基础性的科学知识；既带有明显的人文关怀来讲历史，也以通俗易懂且有趣的语言介绍各主题背后科学道理；既有以故事的方式的生动讲述，又配有大量精美且具有视觉冲击力的相关图片；既有对科学发展给人类社会生活带来的巨大改变的渴望，又有对科学技术进步带来的问题的回顾与反思。

在前面所说的这些表面上似乎有矛盾，但实际上又彼此相通的对立方面的列举，恰恰成为这套图书有别于其他一些较普通的科普图书的突出亮点。另外，从作者队伍来看，丛书有一

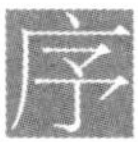

大批国内外在青少年科学普及和文化教育普及领域的专业工作者。以往，人们过于强调科普著作应由科学大家来撰写，但这也是有利有弊：一是科学大家毕竟人数不多，能将精力分于科普创作者就更少了；二是面向青少年的科普作品本来就应要更多地顾及当代青少年本身心理、审美趣味和阅读习惯。因而，理想的面向青少年的科普作品应是在科学和与科学相关的其他多学科研究的基础上，由专业科普作家进行的二次创作。可以说，这套书也正是以这样的方式编写出来的。

随着人们对科普的认识的不断深化，科普的目标、手段和方法也在不断地变化——与基础教育的有机结合，以及在此基础上的合理拓展，更是越来越被重视。在这套图书中各本图书虽然主题不同，但在结合不同主题的讲述中，在必要的基础知识之外，也潜在地体现出对于读者的科学素养提升的关注，体现出对于超出单一具体学科知识的跨学科理解。书中包括了许多可以让读者自己动手实践的内容，这也是此套图书的优点和特点。

其实，虽然科普理念很重要，但讲再多的科普理念，如果不能将它们化为真正让特定读者喜闻乐见的具体作品，理论就也只是理想而已。不过，我相信这套图书会对于青少年具有相当的吸引力，让他们可以“寓乐于教”地阅读。

是否真的如此？还是先读起来，通过阅读去检验、去体会吧。

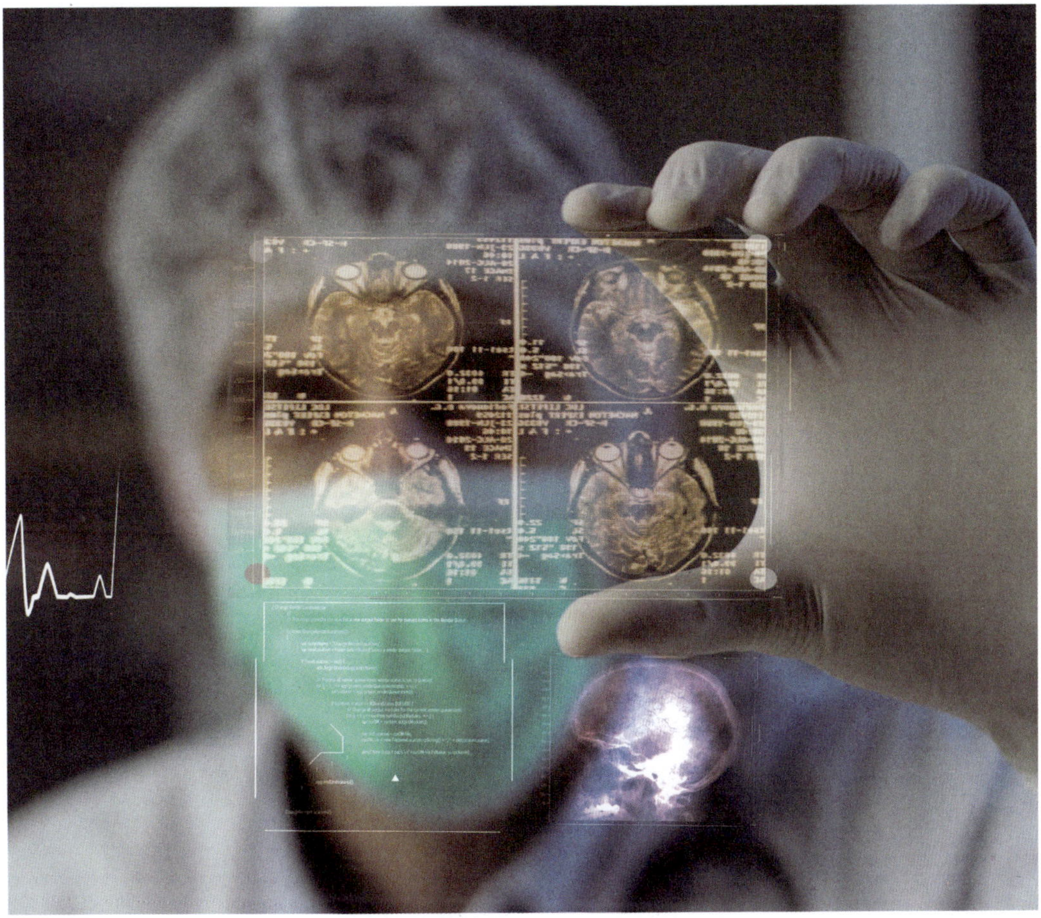

第Ⅰ章

不断进化的医学

第Ⅱ章

未来医疗的新趋势

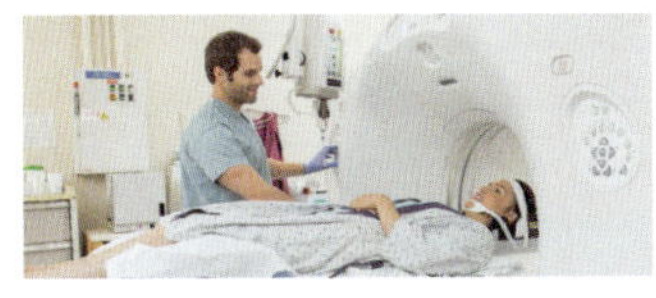

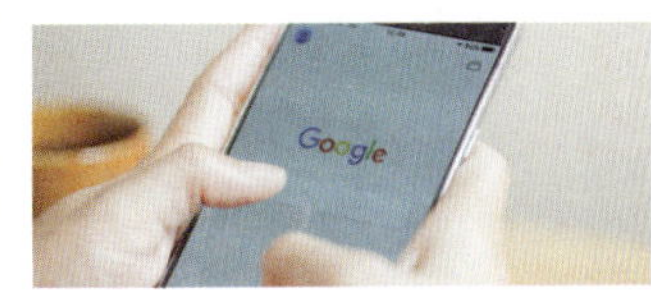

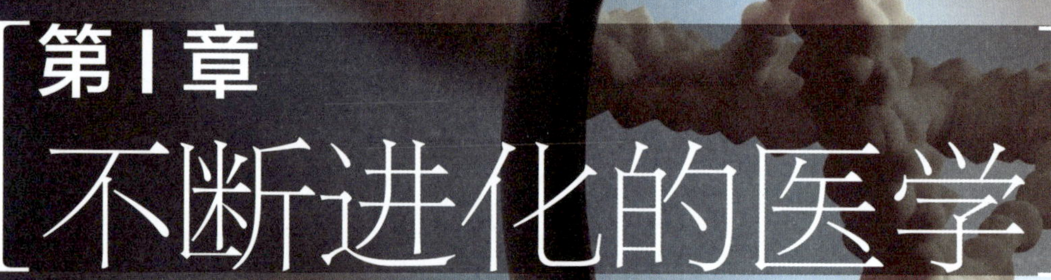

第1章 不断进化的医学

- 从“本草”到“药物靶点”
- 开启基因治疗的时代
- 完美的心脏修补术
- 干细胞的医疗应用
- 微创手术将进入 3D 时代
- 你也能对疾病做研究

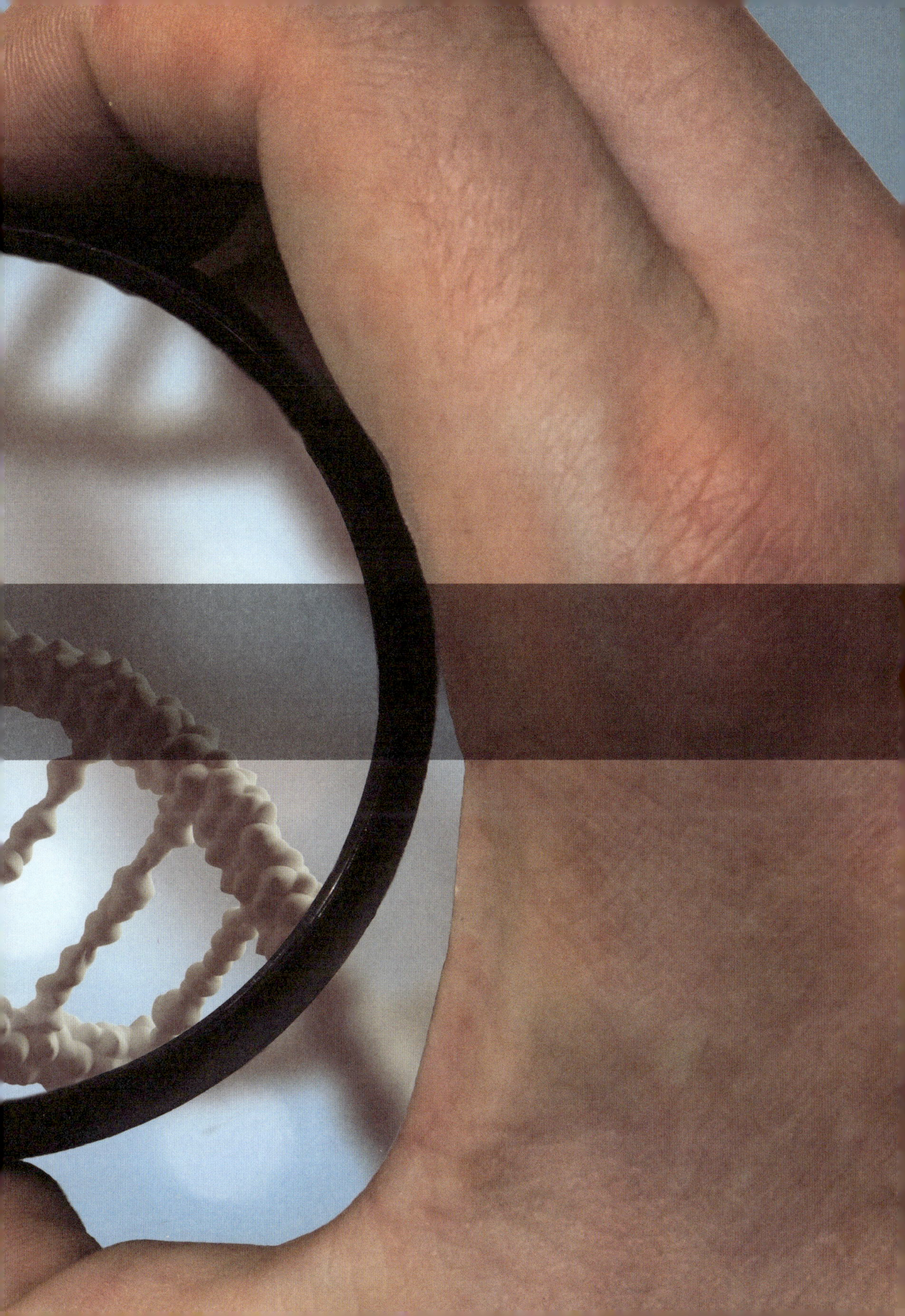

从“本草”到“药物靶点”

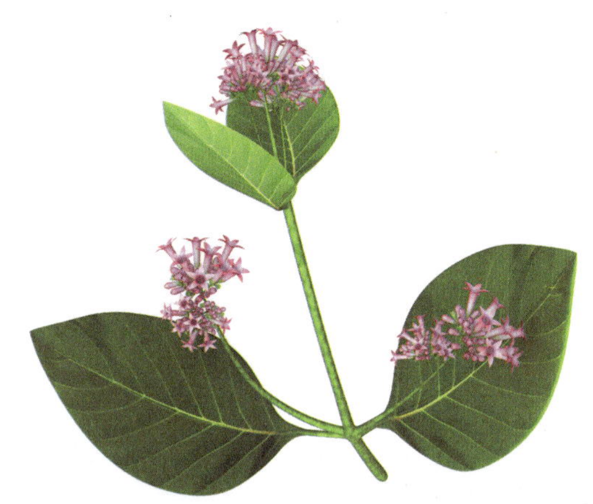

17 世纪，人们把金鸡纳树的树皮磨成粉来治疗疟疾

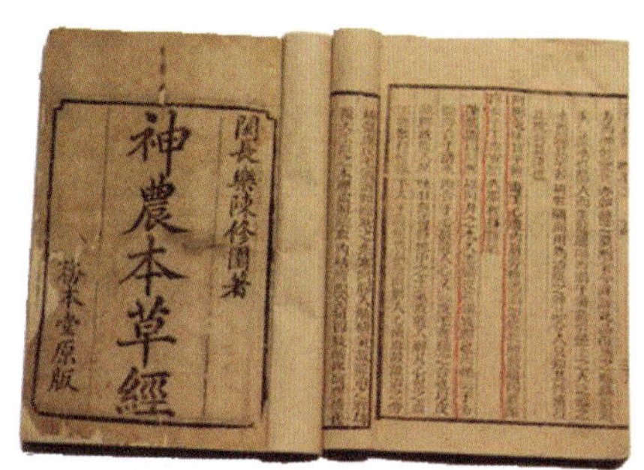

成书于秦汉时期的《神农本草经》记载了 360 多种药物和治疗各种疾病的许多药方

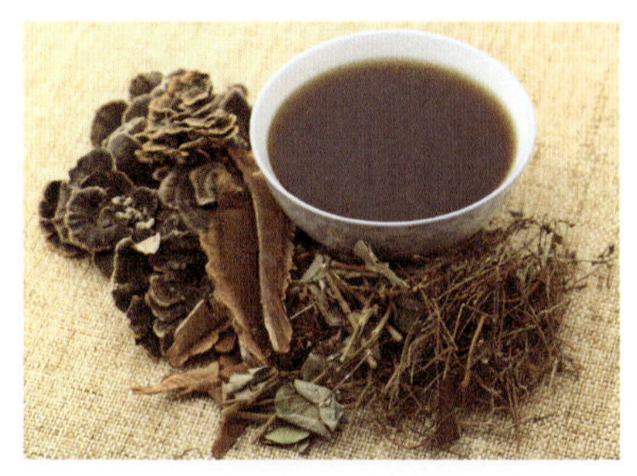

中医将 1000 多种天然药物分出不同药效，并针对不同的病症，有选择地将几种药物混合在一起煎煮服用

在每一个地方的传说中，你都很容易找到与医疗相关的人物或故事。人们对疾病的诊断、治疗与预防的实践和研究可以追溯到几千年前。

古埃及医学可以追溯到公元前 3000 年包含在艾德温·史密斯莎草纸稿中的医学知识；古印度的医学可以追溯到公元前 1000 年用梵语写成的《揭罗迦本集》；而公元前 1000 年古巴比伦已经有包括诊断、预后和治疗的《诊断手册》。

始于公元前 1000 多年的中国医学经历了几千年的辉煌，至今仍被用于临床治疗。大约成书于先秦至西汉的《黄帝内经》，已经对生命的形成、人体的生理现象、疾病的起因和治疗原则等，做了很系统的阐述；与其同时期的《神农本草经》记录了 360 多种药物。

事实上，古典医学的最大贡献之一正是对天然药物的临床试验。

6.
HYACVM, ET LVES VENEREA.
Grauata morbo ab hocce membra mollia Leuabit ista sorpta coctio arboris.

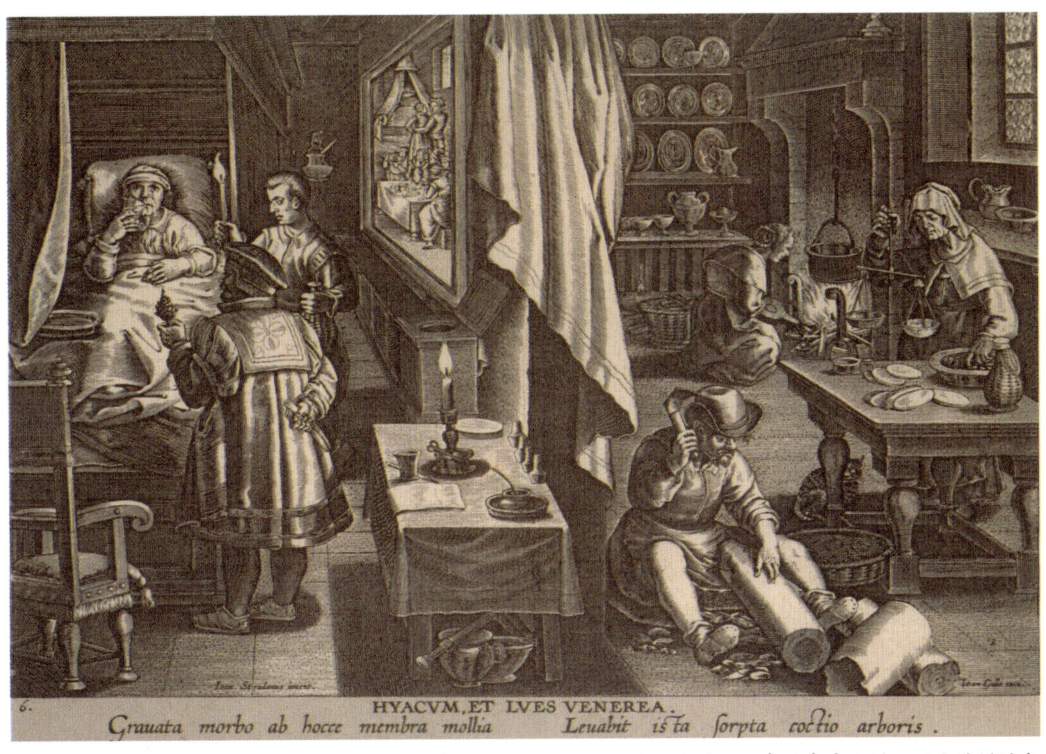

欧洲16世纪的一张版画，描绘了那时治疗梅毒病人的场景。画面右下方的人正在砍愈疮之树，用这种树的木屑可以提取一种叫作瓜压克（Guayaco）的药物。右上方的人正在煮药

天然药物时期

有一位作家这么写道："大约古人一有病，最初只好这样尝一点，那样尝一点。吃了有毒的就死，吃了不相干的就无效，有的竟吃到了对症的好起来了，于是知道这是对症的药。这样积累下去，就有了草创的记录，后来渐成庞大的医书，如《本草纲目》。"

中国传统医学将1000多种植物、矿物和动物分门别类，整理出各自的被称为"四气五味"的不同药性和药效，归纳出不同的作用，针对不同的症状。

中药一般是按照病情的不同需要进行"配伍"，就是有选择地将两种甚至几十种药物混合在一起使用。而组合的清单叫作方剂，成书于16世纪的《本草纲目》就记录有方剂一万余首。

西方的草药远远没有中药那么复杂，金鸡纳树的（别名奎宁树）树皮是其中之一。相传，1638年，秘鲁总督的夫人金琼染上了间日疟（传染病，疟疾的一种）。安第斯地区的原住民称使用金鸡纳树皮磨成的粉可以退烧，结果使用后真的有效。后来，这种方法传到了欧洲。当欧洲大陆疟疾盛行的时候，这种树皮粉成了治疗

巴斯德发现食物的腐败及传染病都是一群微小的东西在捣鬼，这些小东西就是微生物。图为炭疽杆菌

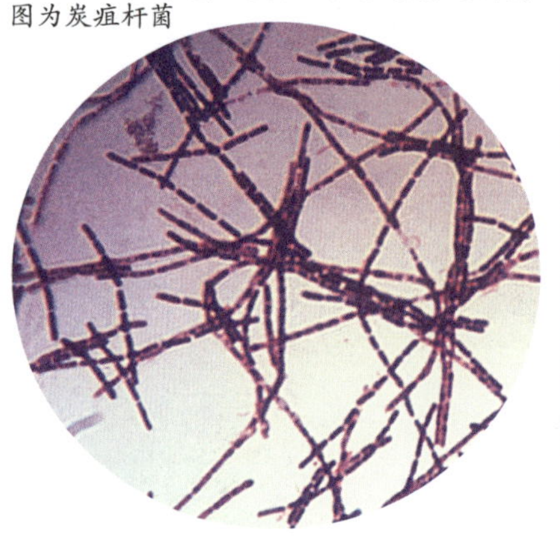

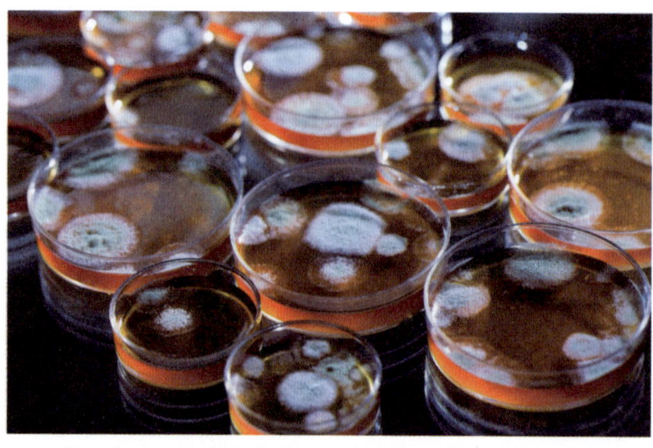

1928年，英国细菌学家弗莱明从青霉素培养液中提得青霉素。青霉素对肺炎、败血症、梅毒等均有显著疗效

疟疾的首选药。

在古代，人们只能根据经验用药，而由于对疾病的了解不够，药效往往很不稳定，甚至出现副作用。当时的医学迫切需要一些准确且行之有效的治疗方法。就在这个时候，德国病理学家鲁道夫·魏尔肖（Rudolf L. K. Virchow）提出了细胞病理学，将疾病研究深入到细胞层面。这也意味着医学从经验时代向病理医学时代迈进。

病理医学时代

随着发酵工业的发展和显微镜的改进，化学家路易斯·巴斯德（Louis Pasteur）开始研究微生物，细菌学随之建立。经过仔细研究，巴斯德发现食物的腐败及传染病都是一群微小的东西在捣鬼，这些小东西就是微生物。为了解决食物腐败的问题，巴斯德发明了巴氏消毒法。这种消毒法可以用较低的温度（60℃~90℃）杀灭牛奶、啤酒中的微生物，而不会影响食物本身的风味。

能够引起疾病的细菌称作致病菌。它们进入人体后，会产生毒素和其他代谢产物，从而导致各种症状出现，如打寒战、发热、关节痛等。致病菌一旦通过伤口侵入人体的血液循环，还会导致全身性的急性感染，严重时可危及生命。巴斯德发现，某些普通微生物能抑制尿液中炭疽杆菌的生长，这是人们第一次察觉到抗菌物质的存在，也促成了之后抗生素的发现。抗生素是一类直接对抗病菌的药物，能够治疗由病菌引起的各种感染或感染性疾病。随着青霉素、氯霉素、卡那霉素等的发现，大规模的抗生素制药企业建立起来，医学进入了抗生素时代。

巴斯德还研究了蚕病、鸡霍乱、牛羊炭疽病、狂犬病等，并用减弱微生物毒力的方法研制出了疫苗，从而开创了免疫学的经典时期。从此，人

药物分子（图中“1”）被细胞表面某些特异性的“靶点”（图中“2”）识别后，会激活“靶点”的信号通路，并将信号传递到细胞内的其他分子（图中“3”），引起细胞内生理过程的改变

们面对传染病时不再束手无策。人们已经开始了解自身的免疫系统，懂得了利用免疫系统抵抗外界病菌感染。疫苗的接种大大降低了人体被感染的风险，肆虐了数百年之久的传染病终于得到有效控制。

找到最直接的“弹药”

然而，科学家并未满足于了解疾病发生的原因和找到遏制传染病的抗生素，他们还向着更加深入的层面迈进。比如，为什么咀嚼柳树叶，高烧不退的状况就突然好转了呢？这是一个一直困扰科学家的难题。

从19世纪开始，化学家开始尝试从药草中分离有效的物质，并试图从中找到化学物质与药效发挥之间的直接关系。一系列药用植物的有效成分先后被提取出来，比如水杨酸。它是1000多年来人们不断用实践证明的柳树叶中的有效成分！后来，为了减少对胃的刺激，化学家对水杨酸的结构进行了改进，得到了阿司匹林（乙酰水杨酸）。之后，人们又从金鸡纳树的树皮中提取出奎宁，从鸦片中提取出吗啡。

科学家还研究了化学物质在治

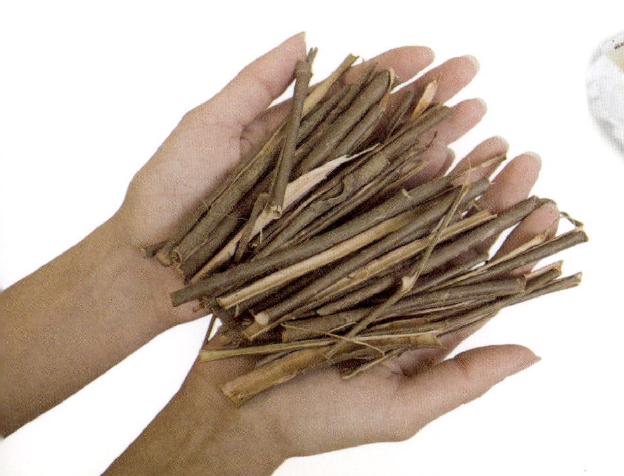

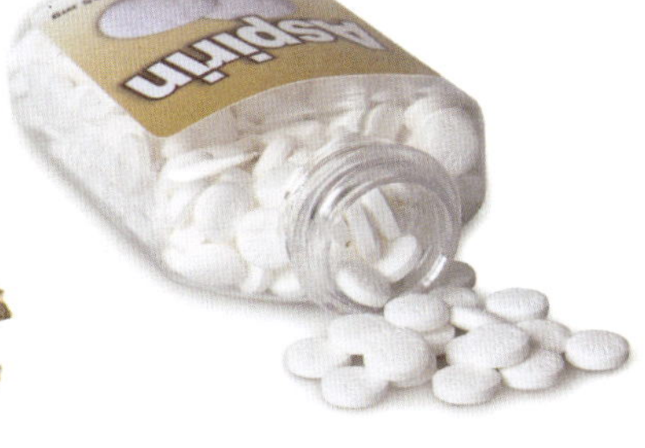

人们发现柳树皮含有的某些成分可以解热镇痛，就利用其提取物得到了阿司匹林

疗疾病时导致机体发生变化的机制，比如它们具体作用在哪个分子上，以及它们在人体内发生了怎样的变化，包括在体内的吸收、分布和代谢，特别是血药浓度随时间变化的规律，这就是从经验用药发展起来的传统药理学。

传统药理学都是在相对小的范围内用动物和临床实验来测试药物的效果，这种方法效率并不高。而现代药理学从分子机理入手，探索并筛选潜在的药物。人们基于分子生物学的知识，找到那些被称之为“靶点”的分子。它们或与疾病的发生直接相关，或在生理过程中起着主导作用。通过实验可以从大量的合成化合物中找到作用在“靶点”上的某些潜在药物，而后来对动物的研究和临床试验的结果直接决定了这些潜在药物能否成为真正有效的药物。

目前人类已发现的靶点在500个左右，作用在这些靶点上的现有药物大约有8000种，相当于发现一个药物靶点对应发现近20种药物。人类基因组测序为寻找新的药物靶点提供了全新的突破方向。有专家大胆预测，人类基因组中可用于疾病治疗的药物靶点有3000~10000个。

直入人体内部

身兼艺术家、发明家、科学家的跨学科奇才达·芬奇，是人体解剖的先驱。为了力求准确、精美，他觉得有必要了解人体的骨骼和肌肉。通过解剖30多具尸体，达·芬奇掌握了人体解剖的知识，并发现了血液的新陈代谢功能。通过对心脏的研究，他画出了心脏的腔室和瓣膜结构。

基于对人体结构的认识，医学开始延伸出一条分支，外科学渐渐萌芽。然而，19世纪以前，外科非常落后，疼痛、感染、出血等问题都无法解决，这大大限制了外科手术的应用。随着解剖学的发展，外科学渐渐发展，尤其是麻醉法的发明，使得外科手术得以在无痛状态下进行。而局部麻醉的出现，无疑使外科的发展向前迈进了一大步。

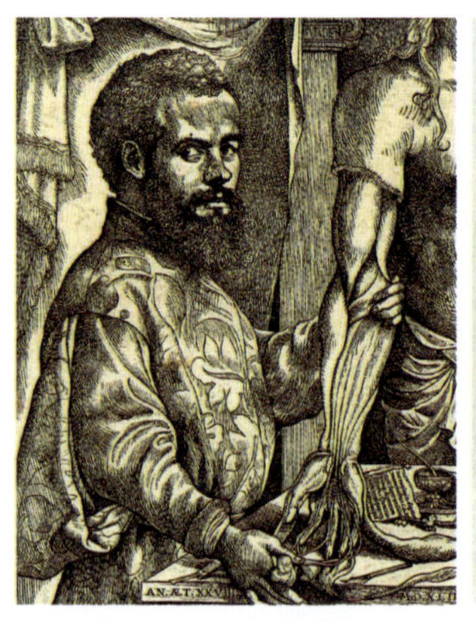

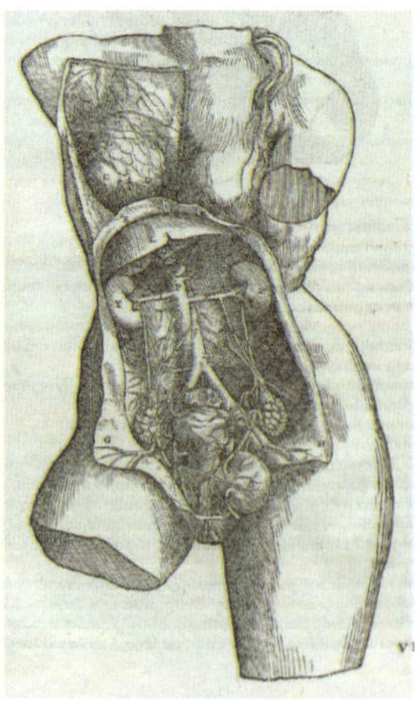

略晚于达·芬奇的安德雷亚斯·维萨里（Andreas van Wesel）是一名解剖学家、医生。他编写的《人体的构造》是人体解剖学的权威著作之一。这本书详细介绍了解剖学，更附有他亲手绘制的有关人体骨骼和神经的插图（如左二）。他被称为“解剖学之父”

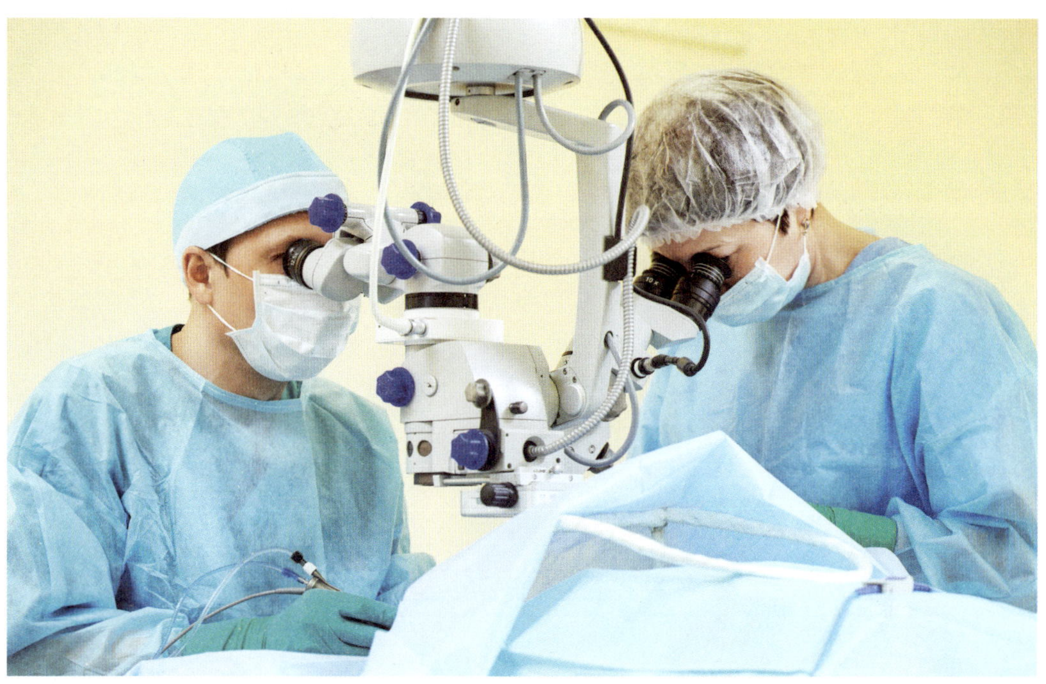

医生通过专门的显微镜进行外科手术

创伤化脓一直以来都是外科最棘手的问题，无菌器械和无菌操作技术的问世，大大降低了手术感染的风险，从而提高了外科手术的成功率。

外科手术发展到今天，已经不再是伤口包扎或者切除坏死部位那么简单。在解剖学的基础上，如今的外科已经可以精细到每一个器官，甚至可以通过内窥镜定位到器官内的每一条毛细血管！大到器官移植，小到微创手术，越来越多的患者选择通过外科手术来消除身体的不适。

医学影像技术可以直接窥视人体内部，在症状出现之前就能描绘出身体的健康状况，预测可能发生的疾病，比如计算机断层扫描（CT）、磁共振成像（MRI）以及彩色多普勒血流诊断（CDFI）等技术，能够为临床诊断提供定性甚至定量的依据。同时，诊断方法也在不断进步，如放射免疫测定法，可以测定微米级的化学成分。通过羊水检测，医生可以在孕妇产前检查中了解胎儿的健康状况，比如是否患有某种遗传疾病等。

有科学家认为，医学经历了三个阶段。第一阶段持续了上万年，从尝试各种药草到研制出阿司匹林之类的化学药物；第二阶段从细菌理论的出现开始，到解剖学、病理学、细胞学、病毒学、免疫学的诞生，一直到麻醉、手术与器官移植的出现；而当医学研究进入到原子、分子、基因这样的层级时，医学也就进入了第三阶段。

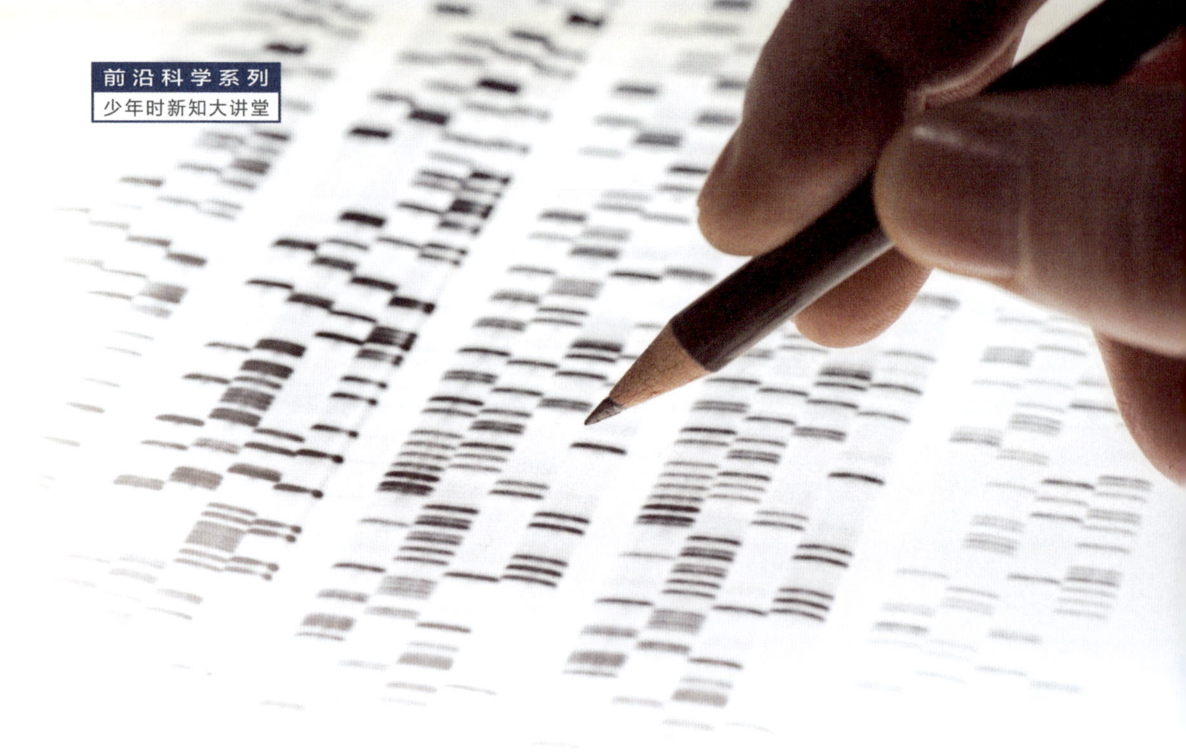

开启基因治疗的时代

自 20 世纪 50 年代分子生物学诞生以来，科学家致力于生物大分子（如蛋白质、核酸）的研究，开始探索生命活动的普遍规律。在此基础上，科学家也渐渐撕开了疾病的外衣，开始在分子层面上窥视它们的真容，了解它们的本质，由此诞生了一个分子生物学的分支——分子医学。

分子医学通过研究细胞周期、细胞之间的通信和信号转导，从分子层面去阐述疾病的病理以及发生机制，延伸出了基因诊断、基因治疗等技术，以及利用基因工程和蛋白质工程进行新药研发的手段。

每人都有一张生命卡片

花费 30 亿美元，由全世界几百位科学家合作的“人类基因组项目”在 2003 年完成了。有科学家说，它宣布了一个科学新时代的来临。

人体细胞中有 23 对共 46 条染色体，一个染色体由一条脱氧核糖核酸链，即 DNA 分子组成，DNA 又由四种脱氧核苷酸 A、G、T 和 C 排列而成。在一条 DNA 分子上，有些片段是十分有用的，它们携带着遗传信息，我们把这些很有用的片段叫作基因。基因不仅可以通过复制把遗传信息传递

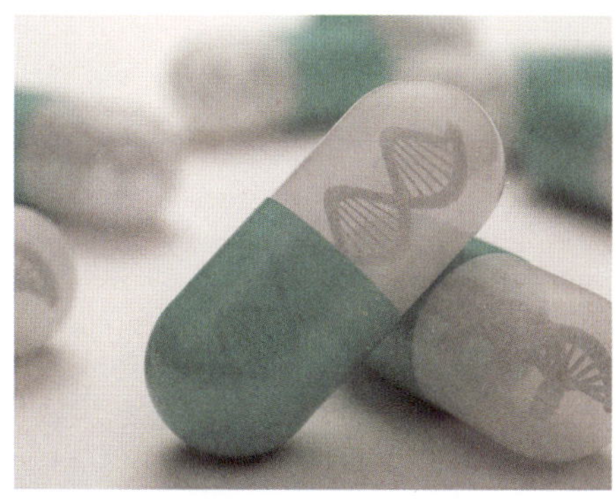
基因治疗的概念图。治疗基因被包裹在一粒胶囊中，病人只需服用一粒胶囊就能修复他的受损基因

给下一代，还可以使遗传信息得到表达。不同人种之间，在头发、肤色、眼睛、鼻子等方面有不同，就是基因差异所致。

把 DNA 上这些有用的基因片段整理出来，分门别类地放在一起，形成基因组。可以说，基因组是物种遗传信息的总和。如果将人体细胞中 30 亿个碱基的序列全部弄清楚，将里面的有用基因的信息整理出来。这些整理出来的信息，蕴藏着人类生、老、病、死的秘密，也是科学家们进一步探索生命奥秘的“地图”。

科学家预测，在未来的几十年内，一个人的所有基因的测序费用将低至 100 美元，就像现在做一个血液检查那样。到那时，每一个人都会有一张卡片，上面刻着自己的基因组信息。通过这张卡片，可以审视每一个人的健康状况。

斯坦福大学的工程师斯蒂芬·夸克（Stephen Quake）是世界上第八位基因组被完全测序的人，而他的基因组序列说明他有一个先天受损的基因与心脏病有关。“每个人都有十几个受损基因，”人类基因组项目的领导人弗朗西斯·柯林斯（Francis Collins）说，“不过，我们可以通过基因治疗来修复这些基因。”

目前，科学家已经证明有 5000 多种已知的疾病与遗传有关，50% 的癌症与基因损伤有关，而人类的衰老也与基因有关。基因治疗成了攻克这些难题的希望。

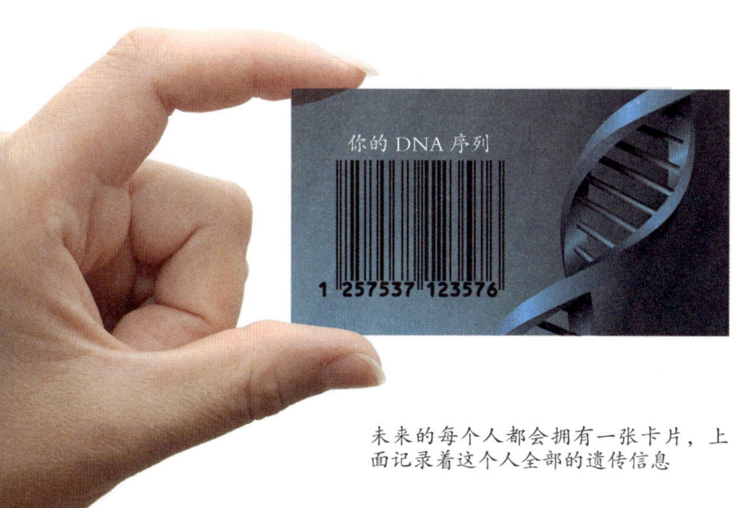

未来的每个人都会拥有一张卡片，上面记录着这个人全部的遗传信息

疾病意味着基因改变吗？

一个人会患哪种病，病情有多严重，很大程度上取决于这个人的基因组成。基因如何让人患病？蛋白质异常是许多疾病产生的原因，而蛋白质的合成是由基因决定的。因此，许多疾病发生的根源就是基因的错误。这些错误大多发生在细胞分裂前，在DNA复制的过程中，某些DNA序列发生了变化，也就是基因发生了突变。

在人体细胞的23对染色体中，每一对染色体都有一条来自父亲、另一条来自母亲，处在染色体同一位置上的这两个基因是等位基因。当这对基因中的一个或两个发生突变时，都可能导致细胞内无法合成正常水平的蛋白质，蛋白质的缺乏导致疾病。另一种情况是，突变的基因的表达产生了异常的蛋白质，它们由于功能的缺失或异常会干扰细胞的正常工作，就好比将劣质汽油喷入汽车的发动机一样。

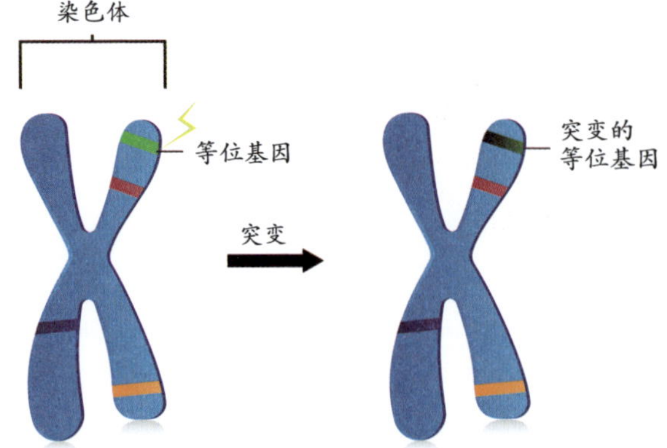

位于一对染色体的同一位置上的两个基因叫作等位基因，它们中的一个或两个发生突变都会导致蛋白质表达发生异常

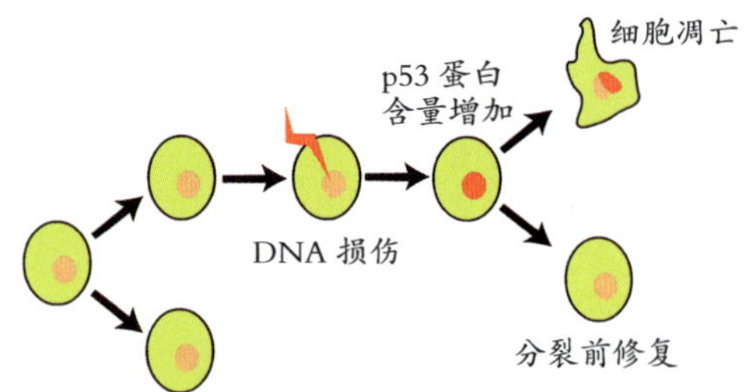

由p53基因编码产生的p53蛋白在避免癌症发生机制上扮演重要的角色。当DNA受损时，p53蛋白能暂停细胞的分裂，并激活DNA修复蛋白，让DNA修复蛋白有更充裕的时间修复受损的DNA。如果DNA不能修复，p53会启动细胞的凋亡程序，避免肿瘤的发生

癌症是一种典型的由基因引起的疾病。不管癌症究竟是由病毒致癌因子、化学致癌因子、物理致癌因子还是偶然因素引起的，它都涉及4个或更多的基因突变。比如，很多癌症都与一个叫p53的基因有关，p53的突变导致细胞不断分裂，以致失去控制而发生癌症。然而，这些突变并不是同时发生的，它们的累积和发展需要一定的时间。小时候一次贪玩造成的晒斑，在几十年后可能会发展成皮肤癌。

2009年，癌症基因组项目（Cancer Genome Project）首批成果公布，人类终于解译了癌细胞的基因序列，癌症以一种前所未闻的形式被揭露了出来，这改变了我们长久以来看待癌症的方式。原来，令人闻之色变的癌症其实与其他基因疾病一样，只是因为DNA序列发生了变化。

治疗就是修复基因

了解病因之后，也许你会认为，治疗这些包括癌症在内的基因疾病应该是件容易的事：医生可以通过序列比对找到这个突变基因，再用正确的序列替换，细胞就又能产生正常的蛋白质并恢复正常的工作了。但事实并非这么简单！如果疾病的起因是突变导致的蛋白质异常，那么科学家只需修复这个基因。传统的基因疗法就是这么进行的，然而

发射基因

如何将基因准确地注入细胞呢？这就需要一种载体，一种可以把基因带进细胞而不破坏细胞的物质。于是，科学家想到了病毒。病毒简直是一种理想的天然载体，因为它可以把自身的遗传信息注入宿主细胞中。

整个过程看起来很完美，但也有风险和意外。虽然病毒相当符合载体的要求，可是它本身是致病的。于是，科学家需要先将病毒的致病部分失活，同时确保病毒仍能把DNA 注入宿主细胞。然后，科学家把治疗基因整合到病毒的基因组，再把病毒注入细胞。如果操作成功，基因就可以开始合成正常的蛋白质了。

然而，这个过程仍然有隐患，这些失去了致病部分的病毒可能会引发人体的免疫反应。免疫系统会识别这些外源物质，随之产生的免疫反应可能会要人命。

此外，注入细胞内的治疗基因可能在插入基因组前就被降解，或者随着细胞的分裂而含量降低，最终无法达到预期疗效。

还有一个问题是，在将基因注入基因组DNA 时，由于整合的过程是随机的，基因可能会错误地插入编码区，破坏另外一个基因的表达。如果这个基因恰好是维持细胞正常活动所必需的，那么，这种基因治疗将是致命的。这种情况确实发生过，治疗基因插入了一个肿瘤抑制基因，破坏了肿瘤抑制因子的表达，结果接受治疗的患者得了癌症。

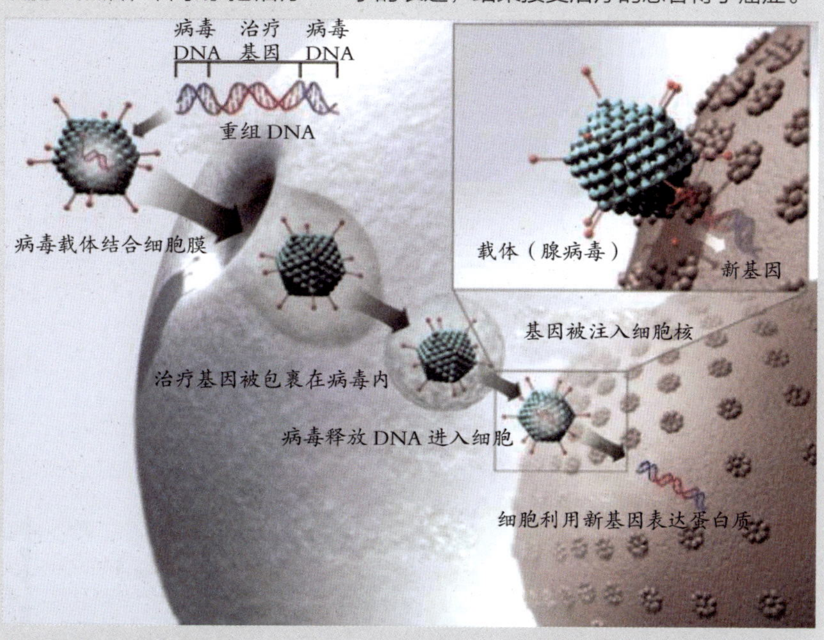

基因治疗以腺病毒作为载体，治疗基因被整合到腺病毒的DNA 里。腺病毒进入细胞后，治疗基因随着病毒 DNA 注入细胞核，并表达出相应的蛋白质

这种做法效果并不好。

其实，对付这种疾病，最简单的方法是把正常的基因注入发生突变的细胞，让这个基因产生正常蛋白质。医生要先找到制造麻烦的基因，再锁定发生突变的细胞，然后把正常的基因注入。虽然细胞内的罪魁祸首——突变的基因没有被修复，但细胞已经可以利用这个新基因产生正常的蛋白质了。比如，人体内有一类可以产生细胞的细胞，它们是细胞的源头，叫作干细胞。其中负责产生免疫细胞的被称为造血干细胞。如果一个人出生时，造血干细胞发生基因突变，人体无法产生足够多的免疫细胞，就会患上重症联合免疫缺陷（SCID）。很多SCID患儿在出生头一年便会死亡。治疗这种病的有效办法是骨髓移植，但是却很难配型成功。基因疗法就成为可能的替代治疗方法，它将治疗基因注入造血干细胞中。

远期目标是长生不老

近来，科学家从基因中发现了衰老的秘密。1991 年，美国科罗拉多大学的托马斯·约翰逊（Thomas Johnson）提取的衰老 –1 基因似乎和线虫的衰老有关，这种基因的含量增加10%就可以延长线虫的寿命。发现这一现象的时候，约翰逊异常

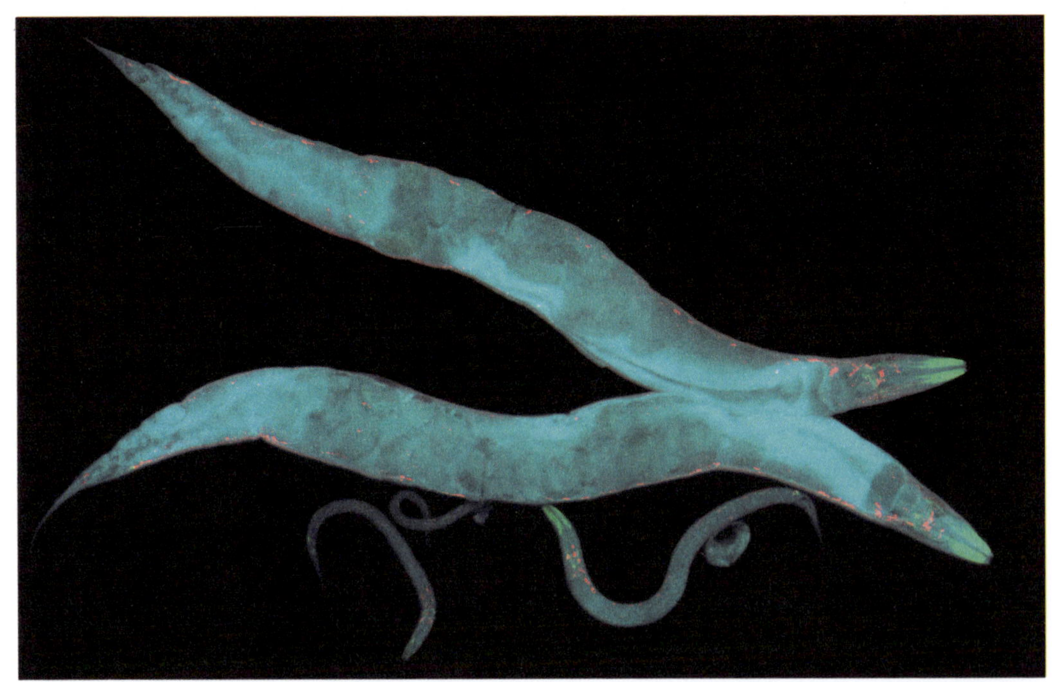

秀丽隐杆线虫是一种可以独立生存的线虫。长约 1 毫米，生活在温度恒定的环境中。自 1965 年科学家悉尼·布伦纳（Sydney Brenner）利用这种线虫研究细胞凋亡遗传调控的机制起，它便成为分子生物学和发育生物学研究领域的一种模式生物

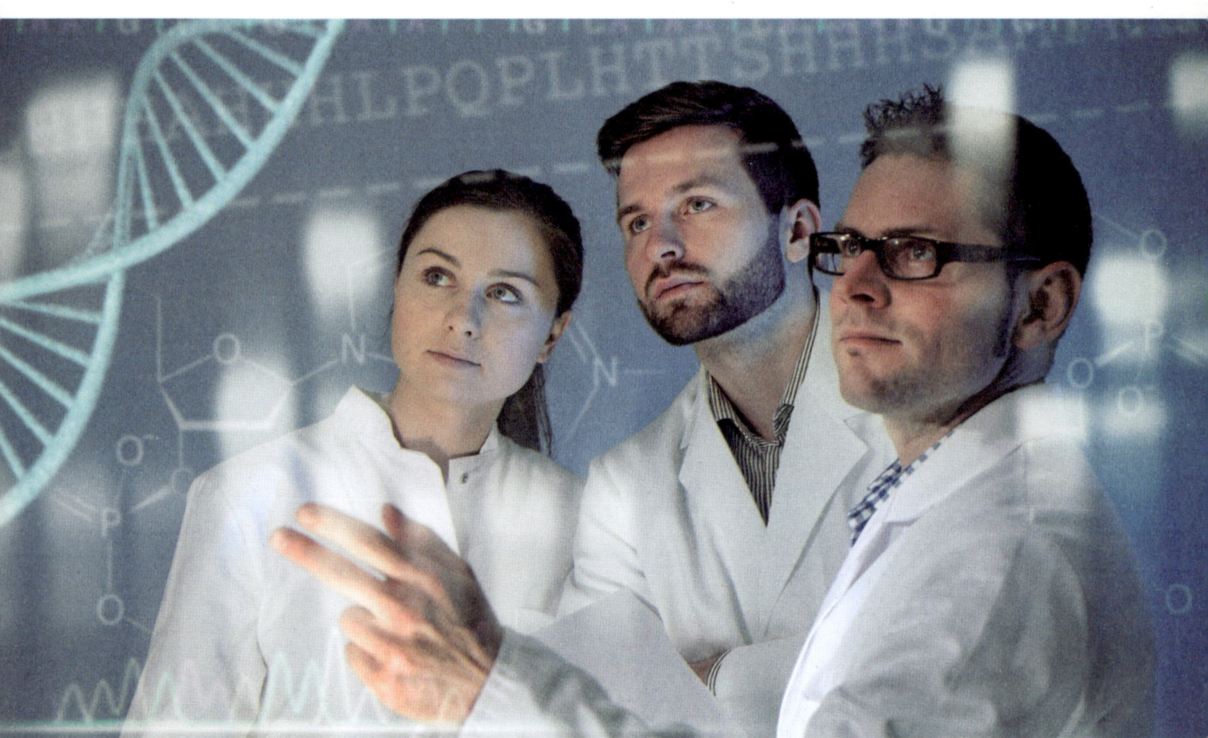

兴奋："如果我们在人体中也发现了类似的衰老-1基因，我们也许真的能做出一些令人惊讶的事。"

后来，科学家又在生物体内发现了一系列与衰老相关的基因。这些基因控制和调节低等生物的衰老过程。研究人员发现，改变酵母菌的寿命简直像摁动电灯泡的开关一样简单！当激活某个基因时，酵母菌就活得更长；不让这个基因活动，酵母菌就活得更短。研究人员利用基因手段培育出的酵母菌、线虫和果蝇都比在自然状态下生长的寿命长，这意味着我们可以人为地延长动物的寿命。但是，要想成功地延长人类寿命，我们还有很长一段路要走。

从20世纪发现DNA的双螺旋结构，到21世纪初完成了人类基因组计划，基因终于褪去了神秘色彩。诺贝尔奖得主大卫·巴尔的摩（David Baltimore）说："生物学最终将是一门信息科学。"

基因揭示生命的秘密，也表示人类可以付诸行动，改变自己。理论上，可以用基因疗法被动地纠正基因不时发生的小错误，也可以主动地改变它们让人类活得更长。而如何合理利用获得的信息、做些什么事情，是基因疗法充满争议的问题。

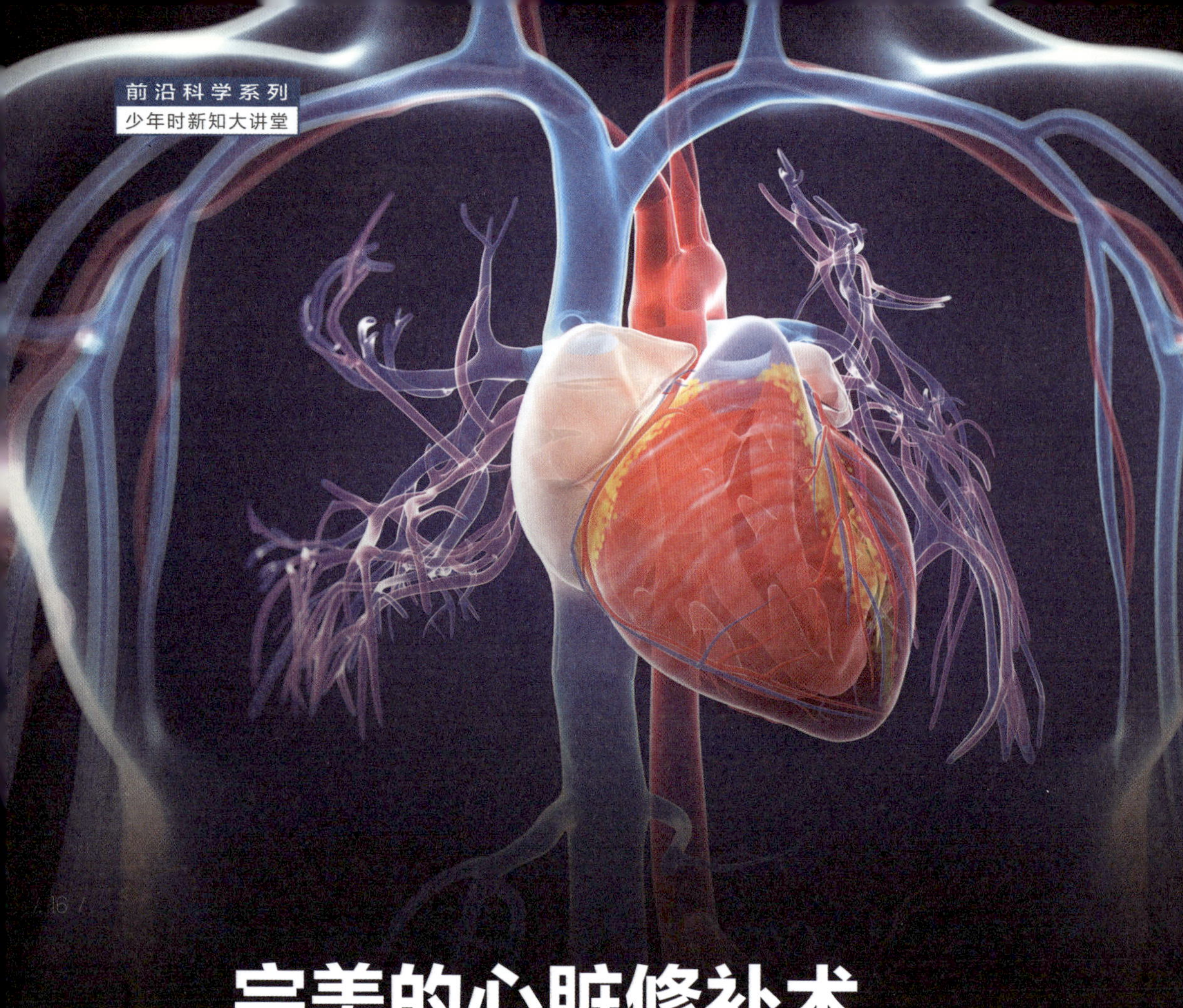

完美的心脏修补术

有些婴儿一出生心脏就不完整，麦吉·布朗（Maggie Brown）就是如此。她生于2007年10月1日。就在母女俩准备离开位于得克萨斯州奥斯汀市的医院时，一位医生过来告知，麦吉的心脏有两处先天缺陷，需要动手术才能挽救生命。

“从外表看，麦吉完美无缺。可是里面呢……”妈妈苏西·布朗（Suzie Brown）回忆说，里面的情况糟透了。

不用医生解释，妈妈苏西很清楚这种病，因为她小时候有同样的心脏缺陷。她还记得自己在1974年做过的心脏直视手术，术后经历了漫长的恢复期，至今她的前胸上还有一条长长的疤痕。

等待小麦吉的将是什么呢？

趁早，在幼年时治好

心脏，一块拳头大小、在人的胸腔中跳动的肌肉。有人认为它是人体的中心，因为人体血液流动的力量是它给予的。不管是吃饭、睡觉还是跑步，心脏时刻在履行着至关重要的工作——给全身输送血液。血液流过动脉，将身体必需的氧气、水分和养分送到组织细胞，然后由静脉流回心脏；心脏再把血液输入肺中，获得氧气，排出无用的二氧化碳，干净的血液又回到心脏中。血液自心脏流经全身，再回到心脏，整个旅途不到 1 分钟。按照这个速度，血液每天往返可以超过 1440 次。这是多么奇妙的旅程啊！

但是有时候，心脏会出毛病。医生发现，在麦吉和妈妈的心脏的左心房和左心室之间有一种缺陷，被称为“二尖瓣瓣叶裂”（MVC）。二尖瓣如同左心房和左心室间的“单向阀门”，保证血液循环由左心房单向流至左心室，而且能控制血液流量。而 MVC 会造成阀门“泄漏”，使本应流出心脏的血液倒流至上面的心房。如果不治疗，这种缺损会造成心力衰竭。

有心脏缺陷的婴儿可能会呼吸急促，在吃奶的时候会疲惫，进而可能无法顺利成长。纽约哥伦比亚大学儿童医院的儿科副教授兹维 · 马兰斯博士（Dr. Zvi Marans）说：“病人需要在幼年时治疗这些缺陷，以免将来发展成更严重的问题。”

听到这个关于麦吉的坏消息，布朗虽然吃惊，但是她没有被吓住。她知道，现在的医疗科技已经远远超过她当年动手术时的水平。

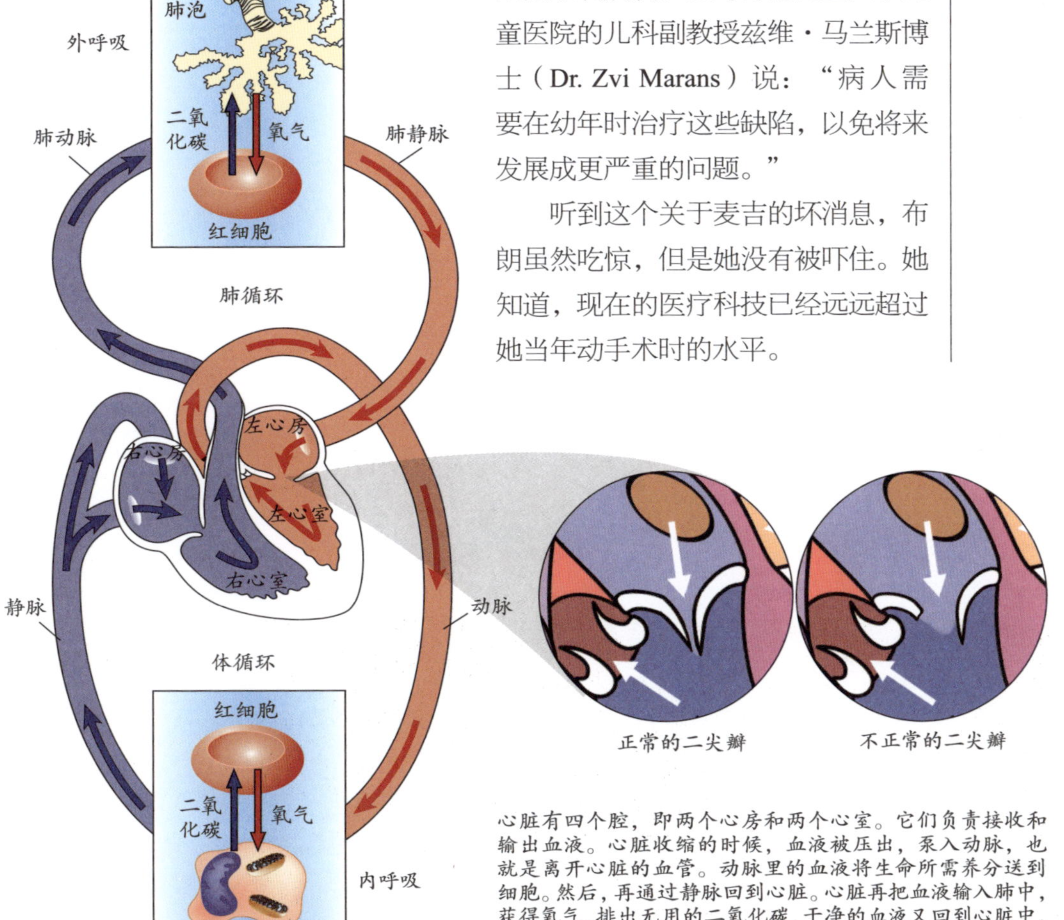

心脏有四个腔，即两个心房和两个心室。它们负责接收和输出血液。心脏收缩的时候，血液被压出，泵入动脉，也就是离开心脏的血管。动脉里的血液将生命所需养分送到细胞。然后，再通过静脉回到心脏。心脏再把血液输入肺中，获得氧气，排出无用的二氧化碳，干净的血液又回到心脏中，开始又一次的循环

“看”声音来诊断

20 世纪 70 年代，当苏西·布朗的父母发现她的成长不正常的时候，她已经 3 岁了。医生给布朗检查心脏时听到了杂音，怀疑是先天性心脏病。当时，唯一的确诊方法是心脏导管插入术。医生把一根管子插入布朗腿部通到心脏的血管里，再把染料注射到导管中。X 光显示，布朗的心脏有两个缺陷。布朗至今还记得当初腿上伤口缝合时的痛苦。

马兰斯博士说：“毋庸置疑，我们现在的诊断能力已提高。”有时候，医生甚至能发现还在母亲子宫中的胎儿的缺陷。麦吉的心脏问题在一出生时就确诊了。

医生检查麦吉的心脏时听到了杂音，于是给麦吉做了超声心动图——一种心脏超声波检查。它可以利用超声波测出心脏的大小和形状，探测出心脏输送血液的能力，还能找到心房、心室及瓣膜上的异常。

进行超声心动图检查时，医生先把一种凝胶涂在病人的胸口上，再用仪器把超声波传送到心脏，就好像潜水艇使用声呐一样，超声波从心脏反射回仪器，计算机再把超声波转化成心脏的动态图像，通过屏幕显示出来。最新的超声波诊断系统还能生成彩色的三维图像，实时显示血液流经心脏和瓣膜的动态过程。“超声心动图是小儿心脏病学的革命。”马兰斯博士说。

几乎看不出的疤痕

二尖瓣修复术可以追溯到 1923 年。传统二尖瓣修复术需要预先在胸廓上切开一个 15~20 厘米长的开口，将胸骨切开或者将肋骨展开才能进行手术。

如今，越来越多的手术使用微创技术，如美国的克利夫兰诊所（Cleveland Clinic），他们的心瓣膜微创修复术已经占到该诊所心脏微创手术的 87%。以下是他们二尖瓣微创修复术的手术方案。

二尖瓣微创修

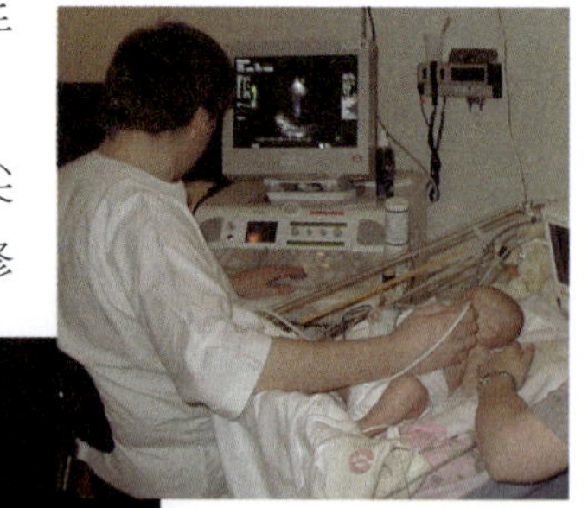

医生正在进行超声心动图检查

超声心动示意图

左心室
主动脉瓣
左心房
左心室后壁
二尖瓣
左心室
主动脉瓣
左心房
左心室后壁
二尖瓣

右边的黑白图是超声心动图显示屏的显示，对比左边的心脏内部示意图，你可以清楚地看到动作中的二尖瓣形状

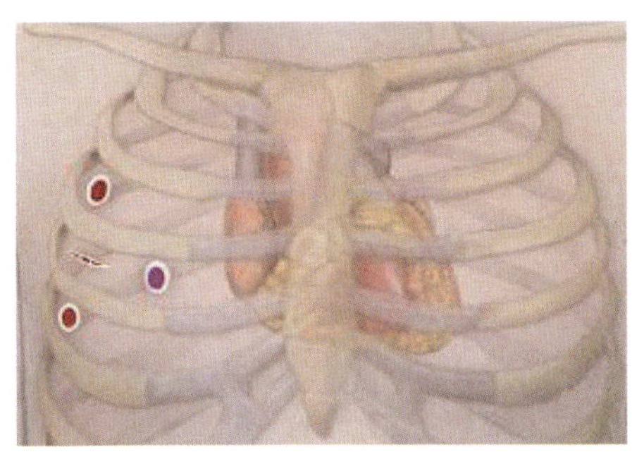

在胸廓两条肋骨间切开一个 1~2 厘米的切口，再在合适位置打几个小孔。医生操纵手术机械手在内窥镜提供的清晰视野下完成手术

复术是对心脏手术的极大改进。二尖瓣微创修复术可以将切口缩小到 1~2 厘米。只需在胸廓上打开小小的切口，再将手术机械手伸入心脏进行手术。这样，疼痛度轻、失血量少、感染风险低、住院时间短、疤痕面积很小。

麦吉做了和妈妈当年几乎一样的修补手术。这次是由位于休斯敦的得克萨斯儿童医院的医生查尔斯·费拉泽（Charles Fraser）主刀。不过两次手术的过程极为不同。

当年妈妈的心脏病确诊后，外公外婆写了很多咨询信，同时沿着美国的东海岸寻找可以帮助他们的外科医生。“一切都是未知数。”布朗说，“当时没有互联网，他们没有办法看到我们现在可以查到的成功病例的记录。”最终在美国阿拉巴马大学的伯明翰分校他们找到了约翰·柯克林（John Kirklin）博士。他正在试验一种新疗法，即用一小片心包膜来修补隔膜上的洞，然后再缝合和修复瓣膜的渗漏。

麦吉的手术更安全，而且更常规，全身麻醉也没有从前那么危险。麦吉在手术后 3 天就出院了，她胸前的刀口只有 2.5 厘米长。小的刀口愈合得快，也没有那么难受。麦吉的疤痕几乎看不出来，相比之下，妈妈布朗的疤痕却有 30 厘米长。

最大的不同可能要数术后恢复的医嘱。布朗被要求避免从事繁重的运动。直到 2001 年，她的心脏医师才说：“离开沙发吧！你需要每周活动五六天来保护你的心脏。”

麦吉术后没有太多的禁忌。如今她已经五岁半了，经常游泳、打网球和踢足球。她希望将来也跟妈妈一样，去跑马拉松。

二尖瓣夹子

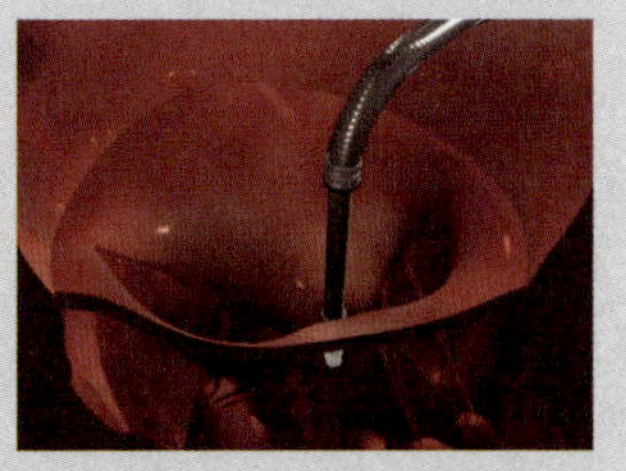

另一种二尖瓣疾病是不能合拢，目前治疗这种缺陷最先进的方法之一是“二尖瓣夹子”手术。做这种手术时，医生需要从病人腹股沟处的静脉插入一根导管，伸向心脏。导管前端有一个由特殊材料制作的夹子（宽约 4 毫米，展开时长约 2 厘米），在三维超声及 X 射线设备的引导下，把导管前端伸到二尖瓣的位置。医生通过外部器械调整好夹子的角度，操纵夹子将二尖瓣从中间夹住，从而将一个大的单孔变成两个小孔，这样更有利于二尖瓣合拢，减少血液反流。

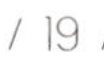

干细胞的医疗应用

在一次袭击中受损的神经组织，导致 I 型糖尿病的受损胰腺细胞，甚至是在车祸中受伤的脊髓，都有可能获得全新的替换品，这样神奇的疗伤能力正是干细胞疗法的目标。

什么是干细胞

地球上大部分生物体，包括人类在内，都是从一个叫作受精卵的单细胞发育而来的。为了生长，受精卵会不断分裂，直到它形成一个球形的桑椹胚。由这个受精卵分裂得来的每一个细胞都有相同的 DNA。那么，这个球形的细胞团是怎么发育成人体中形状功能各异的细胞的呢？

要回答这个问题，我们先来看看桑椹胚和接下来的人体发育过程。组成桑椹胚的细胞会继续分裂，形成囊胚。在之后的胚胎发育阶段，细胞分化成具有不同特征的细胞。囊胚中的内细胞有形成其他种类细胞的潜能，它们叫作胚胎干细胞，也被称为多潜能细胞。它们的本事就是制造细胞。形成不同种类细胞的过程，叫作分化。胚胎干细胞最终会分化成人体内所有种类的细胞，然后再由这些细胞形成生命活动中行使各种功能的器官，如心脏、肺、大脑、皮肤等。分化后的细胞拥有特定功能，同时也失去了形成其他细胞的能力。

干细胞的这种制造人体器官的能力很早就已引起科学家的兴趣。实际上，早在 20 世纪 50 年代末，科学家就已经在利用干细胞进行医学实践了。

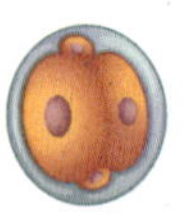
2 细胞期

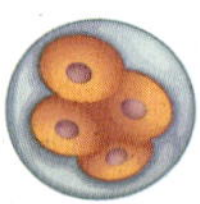
4 细胞期

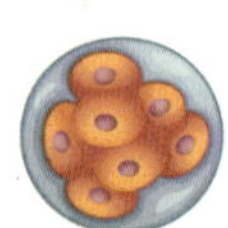
8 细胞期

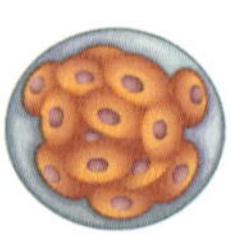
16 细胞期

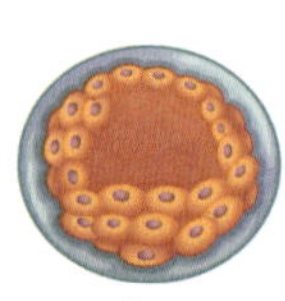
囊胚

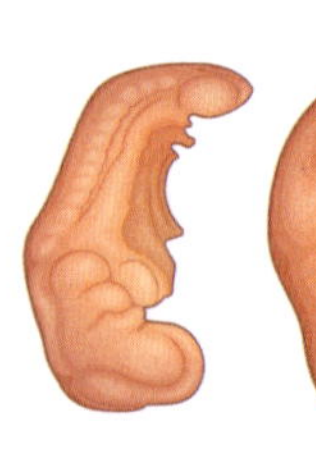
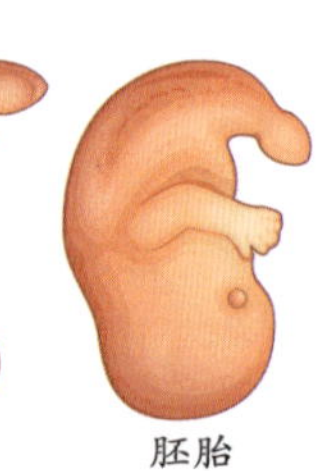
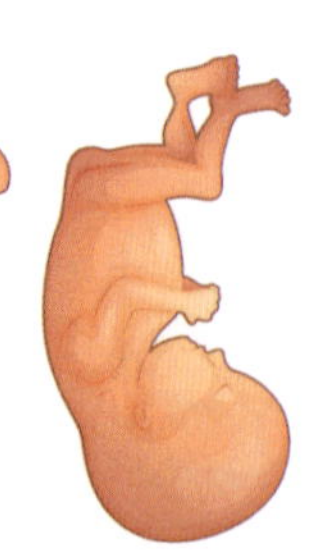
胚胎

骨髓的造血能力

1956 年底，美国西雅图弗雷德·哈金森癌症研究中心的科学家爱德华·唐纳尔·托马斯（Edward Donnall Thomas）为了挽救一位晚期白血病患者的生命，在患者和其同卵双胞胎间进行了历史上首次骨髓移植。此后，托马斯还做了 5 例相似的手术，遗憾的是没有患者存活超过百天。

移植骨髓用到的造血干细胞是成体干细胞中的一种，专门负责制造血细胞，主要集中在骨髓里，也被称为骨髓干细胞。血细胞包括红细胞、白细胞和血小板。骨髓中的成体干细胞有足够的潜能分化成不同种类的血细胞，但是不能分化成其他细胞，比如肌细胞。

白血病是一类常见的血液系统恶性肿瘤，因患者体内出现了过量的白细胞而得名。白血病的根源正是由于白细胞的制造过程出了差错，即骨髓干细胞出了问题。

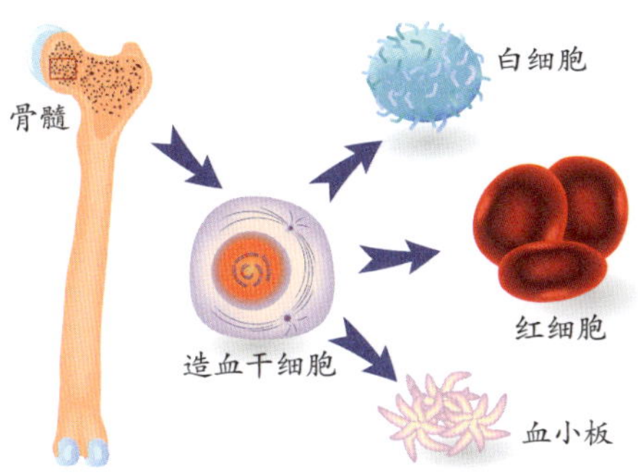

骨髓中的造血干细胞制造出了包括白细胞在内的各种血细胞

对于白血病患者，首先采用化疗和放疗相结合的方法杀死患者体内原有的白细胞和制造白细胞功能出错的骨髓干细胞。然后，从与患者匹配的捐献者体内抽取含有健康成体干细胞的骨髓，转移注射到患者的血液中。移植骨髓中的干细胞进入患者的骨髓后就会开始产生新的健康的血细胞及能够正常制造血细胞的骨髓细胞。

托马斯的最初尝试算不上成功，但随着技术的不断进步，现在骨髓移植已经成了治疗白血病最有效的手段。当白血病患者体内的干细胞因为辐射或者使用化学药物而损坏时，可以进行骨髓移植。1990 年，托马斯凭借该技术在治疗白血病方面的杰出贡献和约瑟夫·默里分享了诺贝尔生理学或医学奖。这是目前为止唯一一次由临床医疗技术获得的诺贝尔奖。

全能干细胞的诱惑

干细胞的最佳来源是囊胚中的胚胎干细胞，它们能分化成大约 200 种体细胞。但是胚胎干细胞的应用一直存在争议，因为胚胎干细胞意味着生命的孕育。理论上讲，它可以在子宫中发育成胎儿，将这种细胞用于临床治疗，就出现了“为救人而杀人”的问题。在美国，由联邦政府提供资金支持的胚胎干细胞研究在 2001 年被下令禁止，直到 2009 年才恢复。很多国家仍然禁止胚胎干细胞研究。

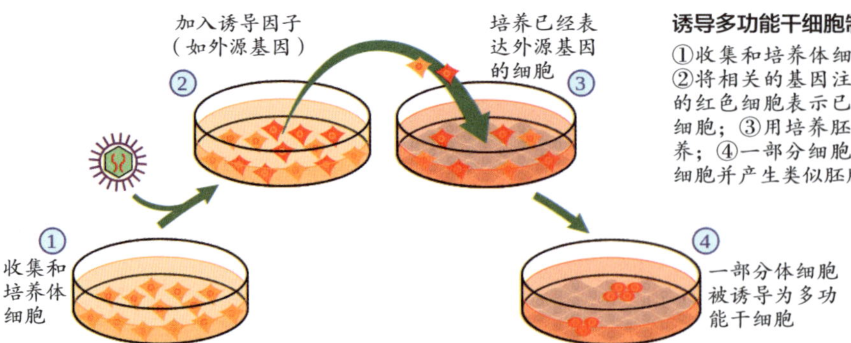

诱导多功能干细胞制造过程：
①收集和培养体细胞，如皮肤细胞；②将相关的基因注入供体细胞，图中的红色细胞表示已经表达外源基因的细胞；③用培养胚胎干细胞的方法培养；④一部分细胞成为诱导多功能干细胞并产生类似胚胎干细胞的集落

不过干细胞并不是胚胎独有的，在成人体内，依然有干细胞存在，它们被称为成体干细胞。这些细胞被淹没在脑组织、头发、皮肤、脂肪、心脏、胰腺、骨髓或者牙龈细胞群中，它们只能分化成某类特定种类的组织细胞。比如呼吸系统中的干细胞只能分化成组成呼吸系统的细胞。在多数时候，它们保持安静，但当身体发出需要它们的信号时，比如手指被划伤的时候，皮肤中的干细胞就会以自己的方式，出现在正确的地方，分裂并转化成所需要的细胞，实现伤口的愈合。

用源于患者自身的成体干细胞进行治疗，不但避免了许多伦理问题的争议，也避免了排异反应。但是，成体干细胞的分化潜力有限，所以作用也很有限，比如用骨髓中的造血干细胞无法修复受损的神经细胞的。

科学家需要寻找新的途径。其中的一种可能是逆转普通的细胞，让它们回到全能干细胞的状态。

从同一个受精卵分裂出的细胞虽然最后各司其职，但是它们都具有同样的DNA。这些遗传信息是不变的，只是在不同的细胞中，工作和关闭的基因不一样。找到与细胞初始化有关的基因，是否就可以获得干细胞？

循着这个思路，2007年，日本和美国的科学家成功地用成人的皮肤细胞诱导并培养出了多功能的干细胞，这些细胞具有类似胚胎干细胞的分化能力。日本京都大学的山中伸弥教授也凭借此项成果和约翰·戈登分享了2012年诺贝尔生理学或医学奖。

这意味着，干细胞疗法突然有了更广阔的前景。

治疗脊髓损伤

脊髓在神经系统中负责电脉冲的传递，这对完成身体的各项生理活动至关重要，它包括多种细胞。如果脊髓受损，电脉冲信号就不能传递到身体的一些重要部位。如果位于双臂下方的脊髓受损，人就不能移动双腿，必须借助轮椅来行动。如果脊髓的损伤部位更高一些，患者可能还会瘫痪。而且，由于中枢神经系统（脑和脊髓）

的神经组织不能再生，脊髓受损带来的运动障碍可能是一辈子的。

科学家用小白鼠做了实验，他们切断了小白鼠的脊髓，使它们瘫痪，然后又在小白鼠体内移植了干细胞，并添加了必要的蛋白质。这些干细胞分化形成了脊髓组织，小白鼠又能行走了。如果干细胞可以移植在脊髓受损患者身上，那么，很可能坐轮椅的人也能站起来行走！韩国的一个实验室正在进行初步的实验，并且病人的状况出现了一些改善。

治疗糖尿病

胰脏内的胰岛 β 细胞可以生成胰岛素，如果这些胰岛 β 细胞受损，就会导致I型糖尿病。胰岛素是一种激素，它能通过刺激细胞吸收葡萄糖（葡萄糖参与细胞的新陈代谢，为细胞提供能量），从而降低血液中的葡萄糖含量。如果没有胰岛素，细胞就得不到需要的能量，同时血液中的葡萄糖浓度偏高会使组织失水、电解失衡，长期下去会导致心脏疾病、中风、肾衰竭、足部溃疡和其他严重的并发症。

全世界差不多有3.5亿糖尿病患者，他们必须经常检测自己的血糖水平，很多患者还不得不每天注射胰岛素来控制血糖。如果在干细胞中添加特定的蛋白质，就可以刺激干细胞分化成能够分泌胰岛素的细胞，再将这些细胞移植到患者的胰岛中就可以有效地治疗糖尿病。

更多应用

在未来，不但糖尿病和脊髓病患者能通过干细胞得到治疗，其他疾病，如帕金森病、阿尔茨海默病以及心肌受损、秃头、耳聋和失明等，也都能找到相应的干细胞疗法。科学家甚至能用干细胞疗法让牙齿掉光的老人长出新的牙齿！干细胞的潜能是无穷的，任何可以通过移植新细胞治疗的疾病，都能用干细胞来治疗。

不过，在实际应用中，干细胞要完全发挥潜能，还需要跨过一些障碍。为了让干细胞分化成合适的组织，必须用生长因子和其他分子来刺激它们。如何找到一个可靠的方法，让细胞分化到某一阶段的时候立即停止呢？想象一下：想要汽车加速，司机可以踩下油门；如果想让汽车停止，可以踩下刹车。科学家已经发现了如何刺激细胞生长（“踩油门”），但是在寻找阻止细胞生长（“踩刹车”）的方法上遇到了困难。如果没有“刹车”，细胞可能会在病人体内不受控制地分化下去，最终会生成肿瘤。

尽管有许多挑战，关于干细胞和干细胞疗法的研究还是会进行下去，因为它给人类疾病的治疗带来了福音。最终，干细胞会改变很多疾病的治疗方法。

人体组织和器官形成的四种途径

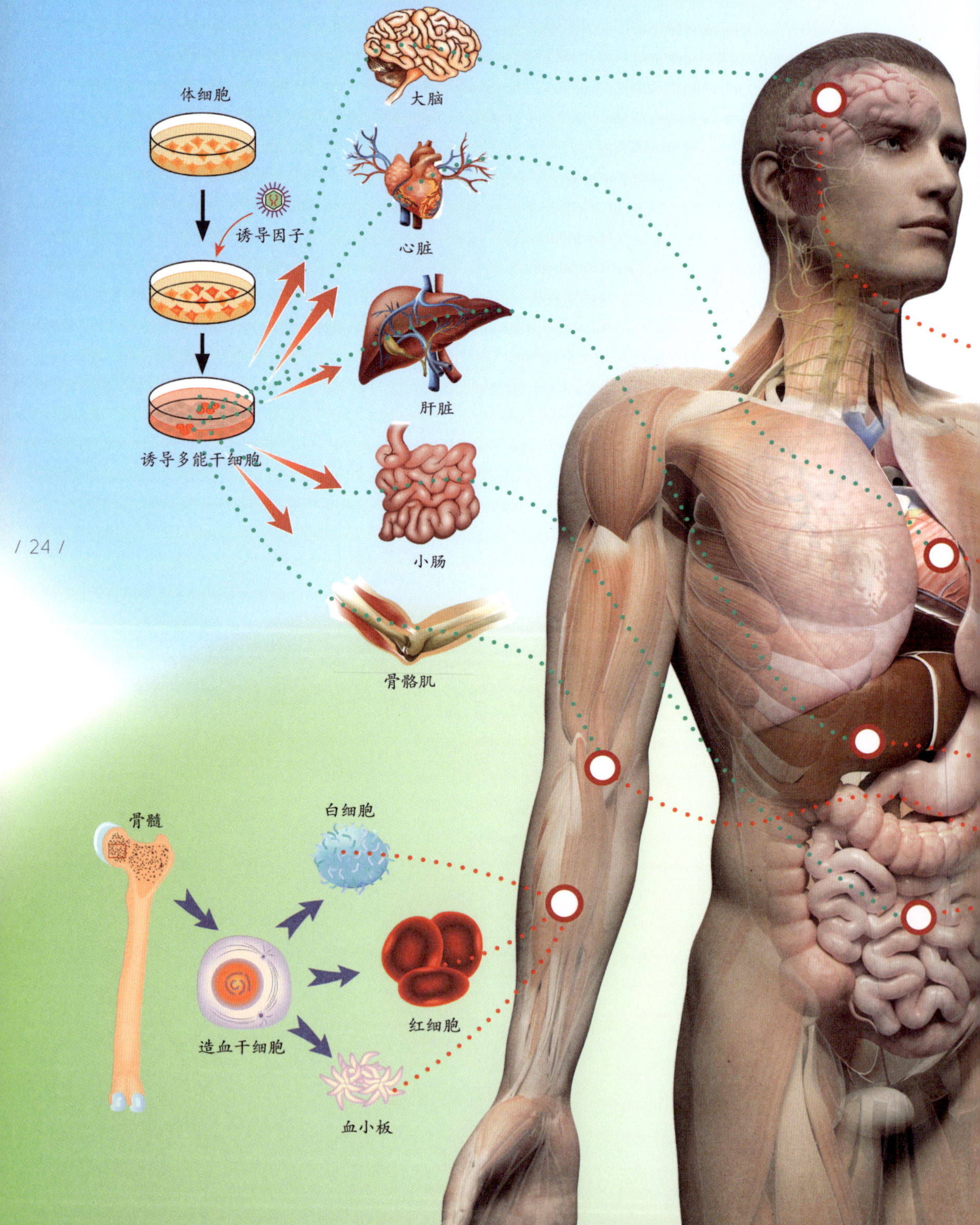

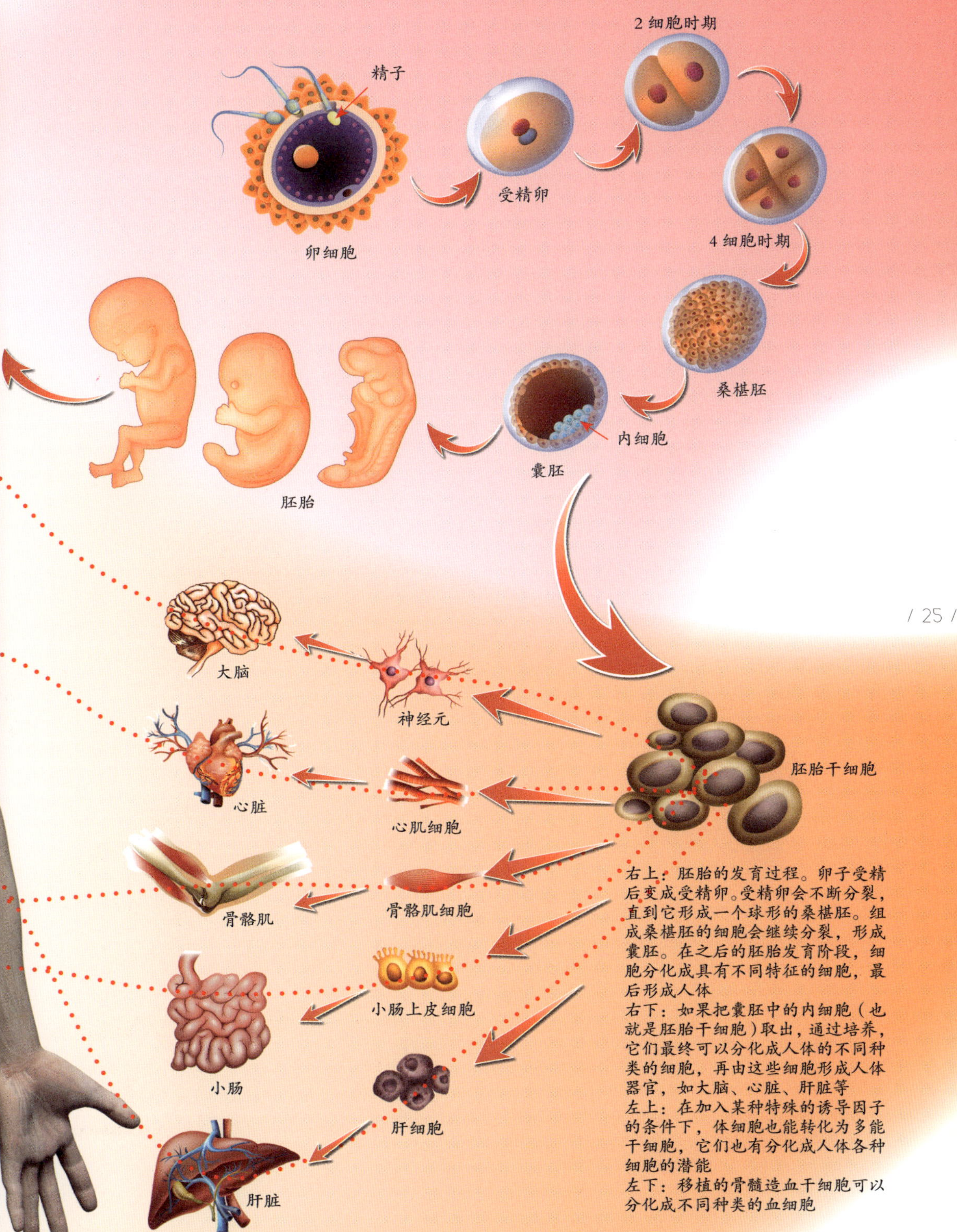

右上：胚胎的发育过程。卵子受精后变成受精卵。受精卵会不断分裂，直到它形成一个球形的桑椹胚。组成桑椹胚的细胞会继续分裂，形成囊胚。在之后的胚胎发育阶段，细胞分化成具有不同特征的细胞，最后形成人体

右下：如果把囊胚中的内细胞（也就是胚胎干细胞）取出，通过培养，它们最终可以分化成人体的不同种类的细胞，再由这些细胞形成人体器官，如大脑、心脏、肝脏等

左上：在加入某种特殊的诱导因子的条件下，体细胞也能转化为多能干细胞，它们也有分化成人体各种细胞的潜能

左下：移植的骨髓造血干细胞可以分化成不同种类的血细胞

微创手术将进入 3D 时代

说到达·芬奇（Leonardo da Vinci），你可能马上想到他的名画《蒙娜丽莎》。达·芬奇博学多才，除了是一位著名的画家，他还对人体结构有着浓厚的兴趣，曾解剖过 30 具人的尸体，并绘制了超过 200 幅解剖画作。1495 年，达·芬奇设计出人类历史上第一个机器人。1998 年 12 月，一个计算机辅助外科手术的机器人系统问世，为了表示对这位有着“不可遏制的好奇心”和“极其活跃的创造性想象力”的博学者的敬意，这个机器人被以达·芬奇的名字命名。据称，到 2012 年为止，“达·芬奇”机器人在各地进行了约 20 万次手术。

古代的手术

手术，俗称“开刀”。中国东汉时著名的大夫华佗被后人称为“外科圣手”“外科鼻祖”。你对“刮骨疗毒”的典故一定不陌生吧？对了，就是华佗为三国名将关羽做箭伤手术的故事。关羽的手臂中了毒箭，华佗切开他的伤口，割去烂肉，刮骨头除去毒素，治好了关羽的箭伤。

其实，对华佗来说，这不过是一个小小的清创（清理创伤）手术。据古文献记载，华佗做过许多更复杂的胸腹部手术。而且，华佗做手术的过程与现在做的普通手术很相似，包括麻醉、开刀、切除病灶、缝合、消毒等。然而，当华佗想要锯开曹操的脑袋来治他的头疼病时，生性多疑的曹操以为华佗要害他，就把华佗杀了。其实，华佗只是想做一个开颅手术，只不过风险很大，曹操的担心是可以理解的，如果当时华佗能够提出一个损伤小、风险低的手术方案，也许就

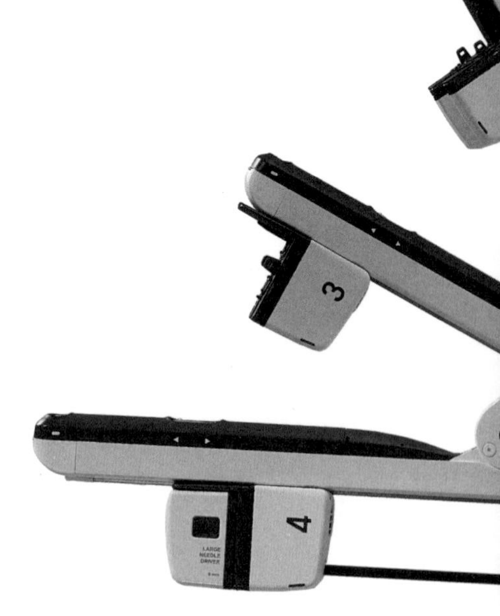

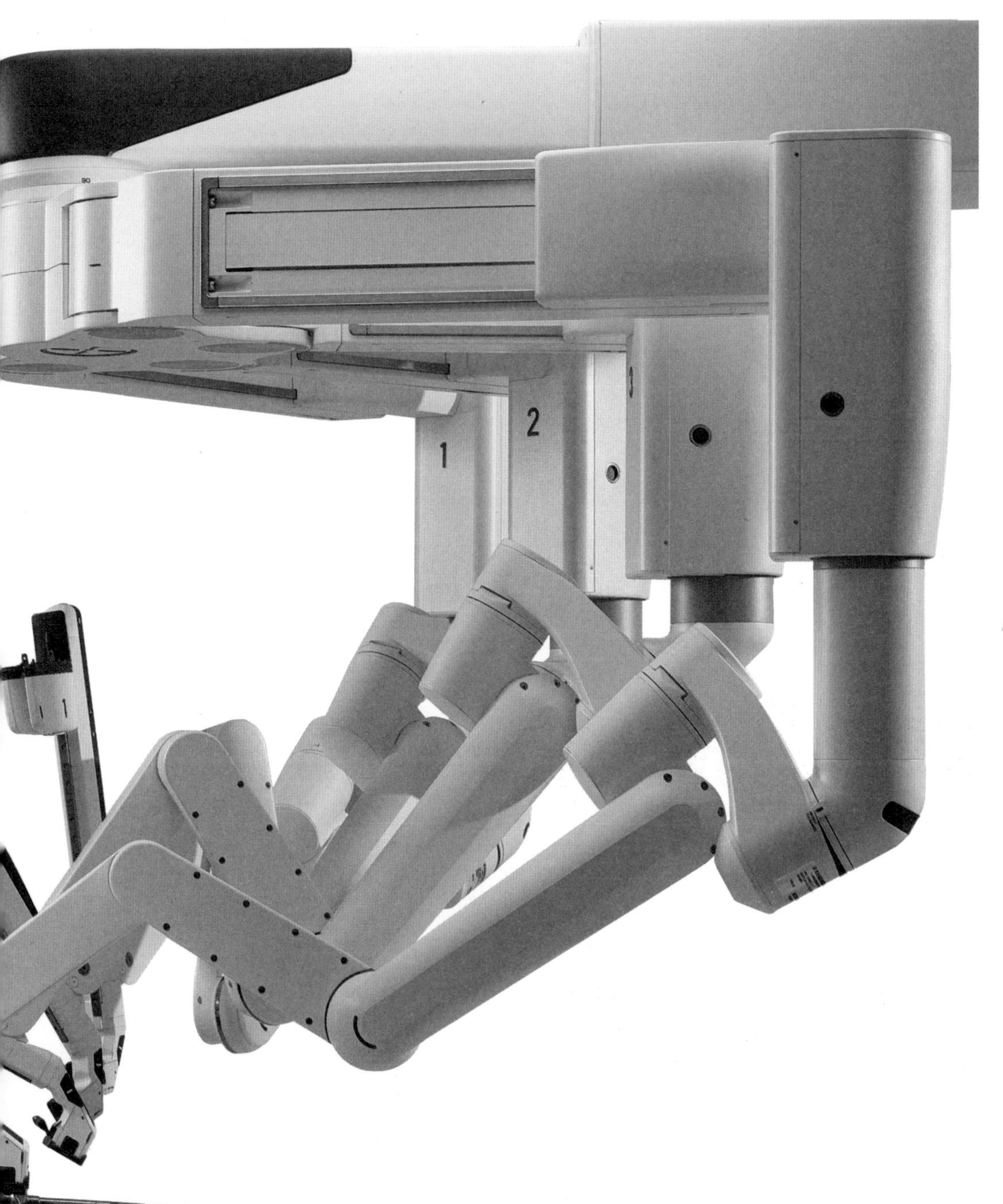
1
2
3

不会被杀了。

微创手术出现

随着手术技术的发展，传统的“开刀”手术观念也在改变。近年来，微创手术正在兴起。微创手术，就是创伤微小的手术。早期的微创手术主要在内窥镜的辅助下实施。

医用内窥镜是一种配备有光源的管子，它可以经人体的天然孔道（口、鼻、尿道、肛门等）进入人体内，如胃镜、肠镜等，或者利用很小的手术切口进入人体内，如胸腔镜、腹腔镜等。利用内窥镜可以很清楚地看到人体内部的病变，由此诊断病情。1987年，法国医生穆雷（Mouret）采用腹腔镜完成了第一例腹腔镜胆囊切除术（LC），标志着微创手术的诞生。他先在患者的腹部打几个孔，腹腔镜经这些孔中探入，找到发炎的胆囊，手术器械从另外的孔探到胆囊的位置。在腹腔镜视野下，先把血管和胆

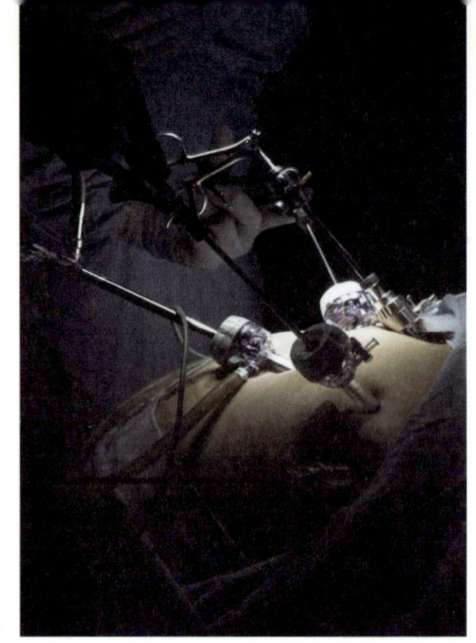

胃部微创手术

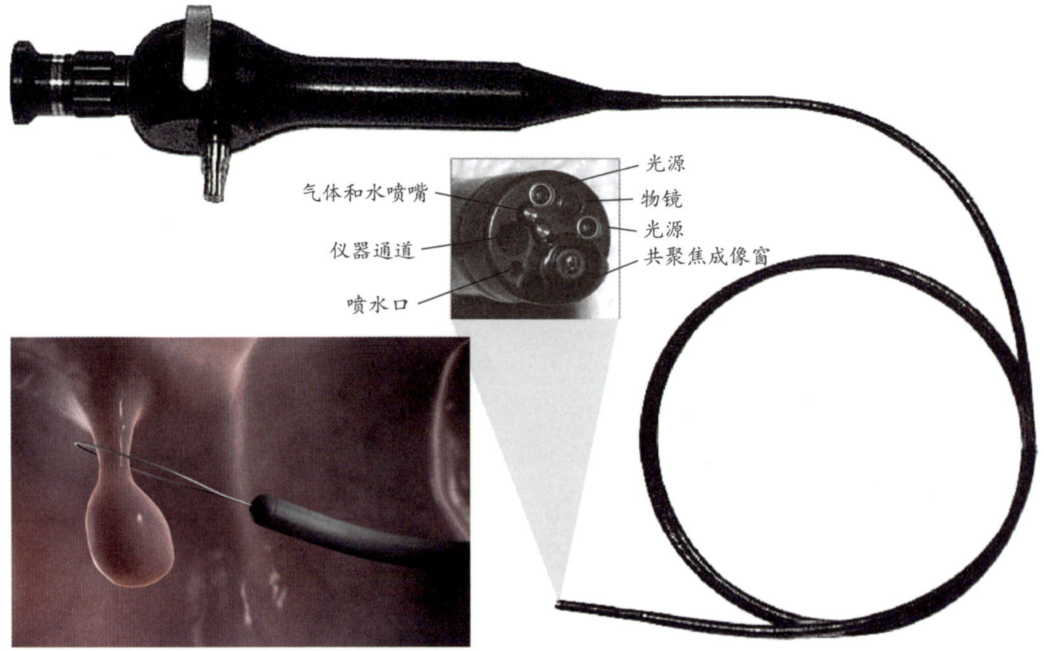

电切器示意图

内窥镜与它的端部放大图

管结扎切断，然后切除胆囊。与传统手术长长的手术切口相比，微创手术只留下几个点状疤痕。更主要的是，微创手术可减少失血、感染，避免伤害正常组织，且伤口愈合速度较快。

目前，微创手术是许多疾病治疗的首选方案，如乳腺纤维腺瘤摘除、椎间盘摘除、脑出血引流等。而且机器人的作用越来越大。现在，微创手术可以通过手术机器人来完成。

手术机器人

“达·芬奇”手术机器人就像一个高级的医用内窥镜，它由医生控制台、床旁机械臂系统和成像系统三部分组成。与微创治疗经常用的胸腔镜、腹腔镜一样，“达·芬奇”机器人进行手术操作时也需要机械臂穿过胸部、腹壁。

那么它是怎样工作的呢？主刀医生坐在控制台前，用双手操作两个主控制器，并用脚控制踏板，从而控制手术器械和一个三维高清内窥镜，手术器械与医生的双手同步运动。床旁机械臂系统是机器人的操作部件，需要一位助手及时更换器械和内窥镜，协助主刀医生完成手术。

成像系统内装有核心处理器和图像处理设备，它的内窥镜为高分辨率3D镜头，可以把手术视野放大10倍以上，能为主刀医生呈现患者体腔内的高清三维立体影像，使主刀医生更容易把握操作距离，辨认解剖结构，提升手术精确度。

“手术机器人要优于传统的腹腔镜手术，因为机械手可以360°转动，这是普通手术器械做不到的，更重要

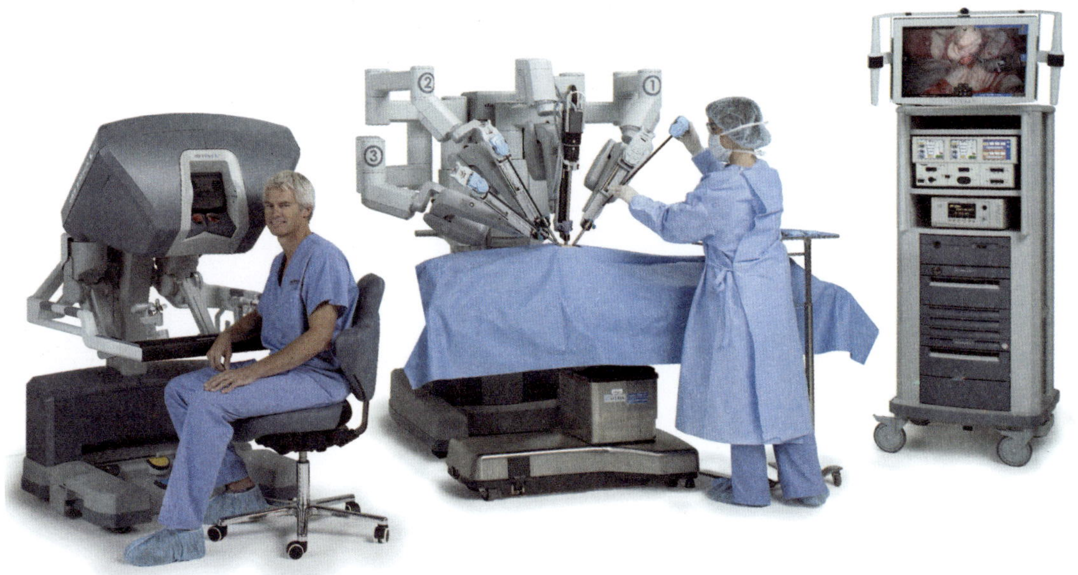

“达·芬奇”手术机器人系统

手术机器人操作示意图

这是一个计算机辅助的系统，由外科医生操作台、床旁机械臂系统和成像系统组成，它扩展了医生微创手术操作的能力。如今，该机器人系统已经应用到美国75%的前列腺切除术中，显著地缩短了病人的住院时间

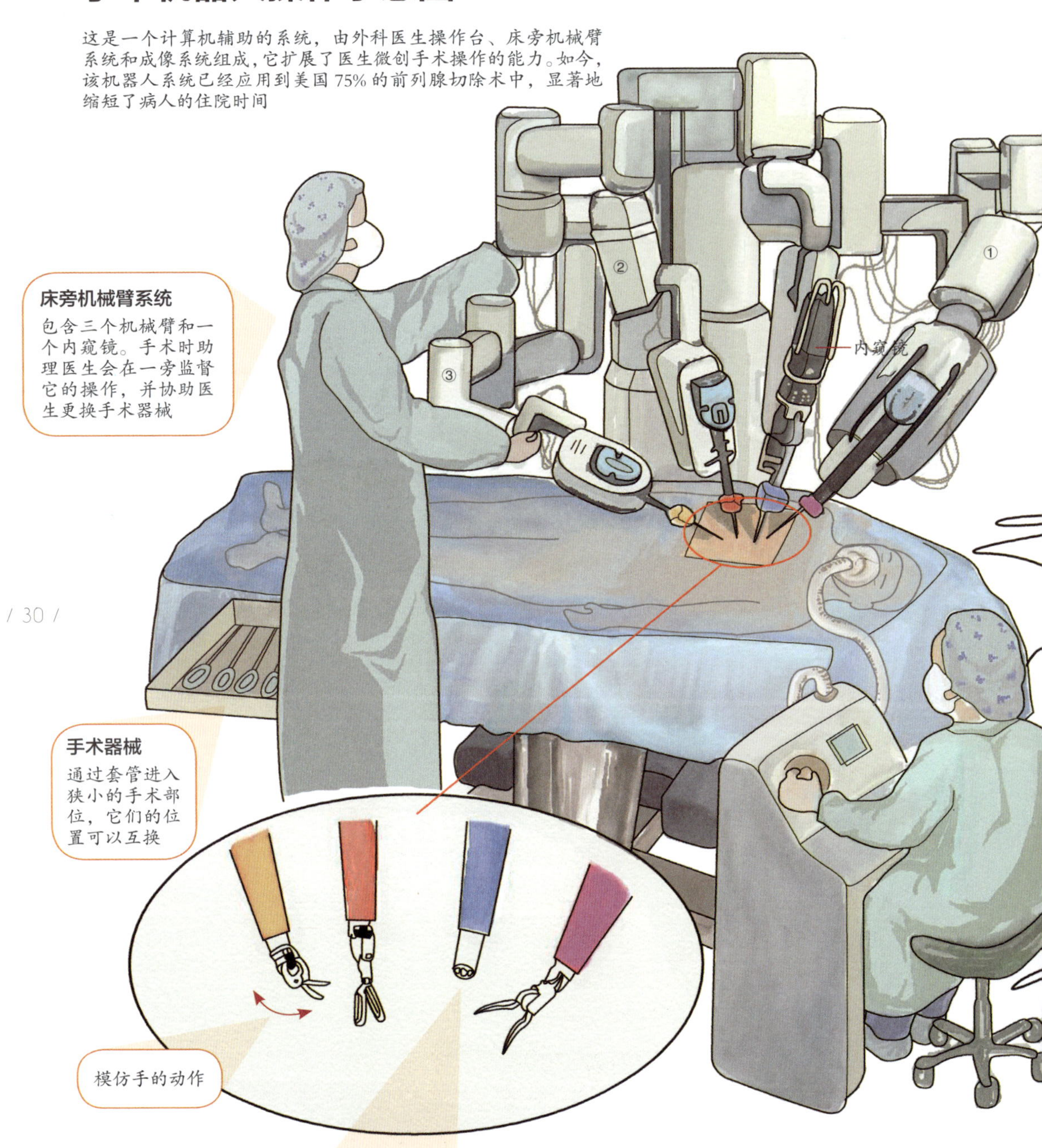

床旁机械臂系统

包含三个机械臂和一个内窥镜。手术时助理医生会在一旁监督它的操作，并协助医生更换手术器械

手术器械

通过套管进入狭小的手术部位，它们的位置可以互换

模仿手的动作

内窥镜

有两个摄像头拍摄3D图像

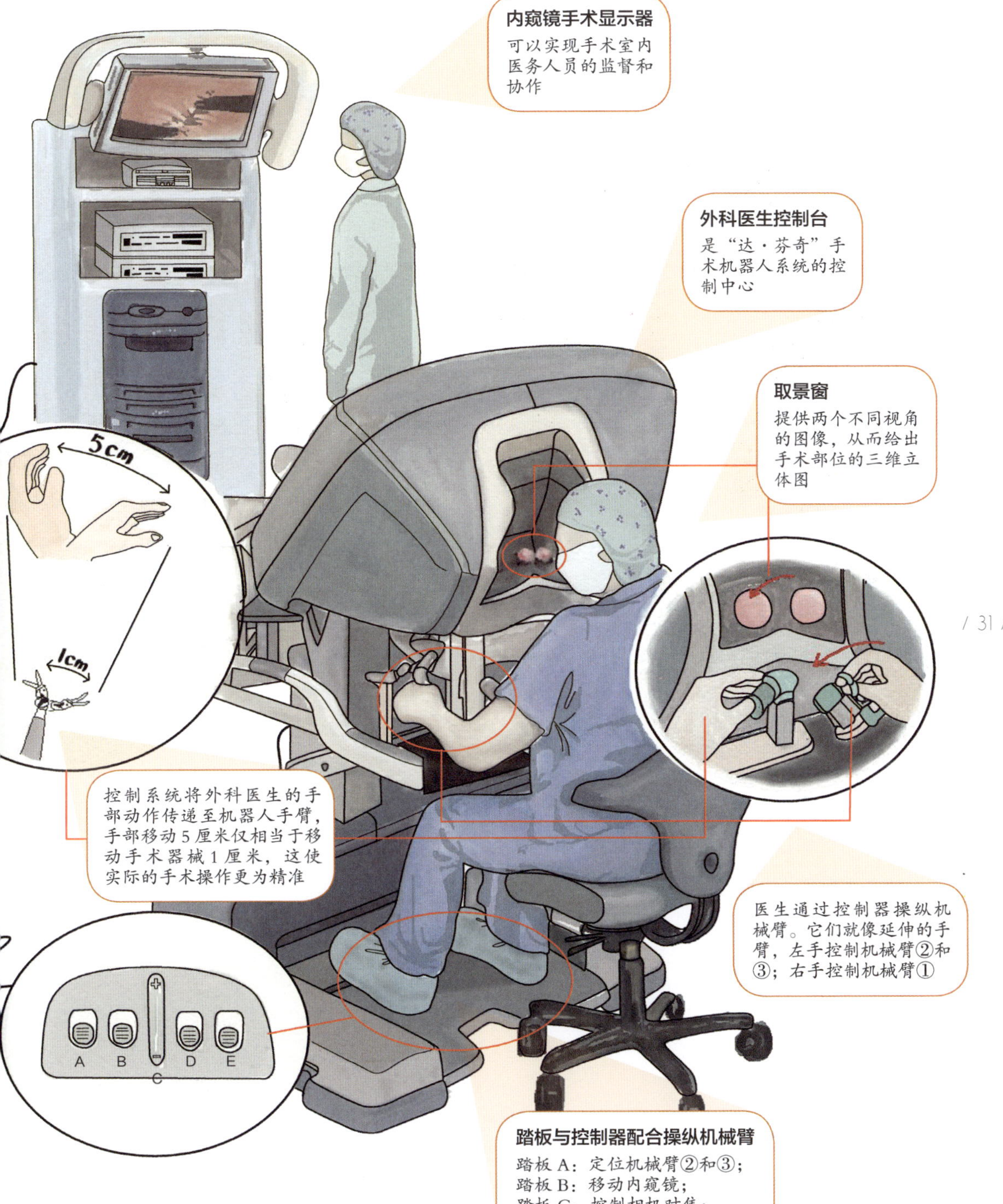
内窥镜手术显示器
可以实现手术室内医务人员的监督和协作
外科医生控制台
是“达·芬奇”手术机器人系统的控制中心
取景窗
提供两个不同视角的图像，从而给出手术部位的三维立体图
5cm
1cm
控制系统将外科医生的手部动作传递至机器人手臂，手部移动5厘米仅相当于移动手术器械1厘米，这使实际的手术操作更为精准
医生通过控制器操纵机械臂。它们就像延伸的手臂，左手控制机械臂②和③；右手控制机械臂①
A B C D E
踏板与控制器配合操纵机械臂
踏板A：定位机械臂②和③；
踏板B：移动内窥镜；
踏板C：控制相机对焦；
踏板D、E：控制操作力度

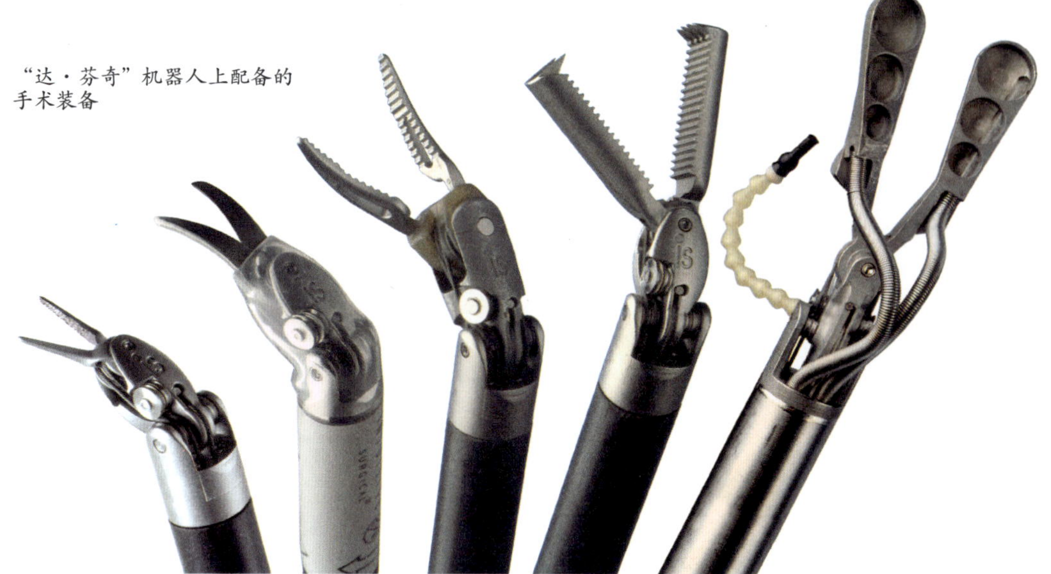

“达·芬奇”机器人上配备的手术装备

的是，我可以清晰地看到那些肉眼看不到的细小的血管。”在机器人成功完成首例肝脏肿瘤切除手术后，美国伊利诺伊大学芝加哥医学中心的朱利亚诺·特斯塔（Giuliano Testa）医生这样评价。

机器人帮助下的外科手术更可控，更精确，可以更好地解剖组织、控制出血和保护重要的结构。

2010年，中国首台微创外科手术机器人“妙手A”（McroHand A）面世，“华佗”手术机器人也正在研发的过程中。美国IMRIS公司的“神经手”（NeuroArm）即将投放市场，它是世界上第一台兼容磁共振（MRI）的立体定向手术机器人。这无疑给许多脑病患者带来了福音。以前需要劈开头颅进行的手术，如今只需在头上钻小洞就能为患者消除病症了。

虚拟现实环境下的手术

随着三维立体技术的发展，医学微创手术即将进入3D时代。

你一定听说过3D电影、3D电视、3D打印机。那么，3D手术是怎么一回事呢？我们知道，外科手术的最高境界是实现最高程度的手术精确度，也就是说，切除病灶而不“伤及无辜”。比如在切除膀胱肿瘤的过程中，如果伤及周围的神经血管，会给病人带来意想不到的痛苦，病人术后很可能会尿失禁。3D手术通过3D技术大大提高了手术精确度，目前正在探索中的3D手术技术主要有两类，包括3D腔镜系统及3D导航系统。

3D腔镜系统利用偏振光原理，实时产生立体图，类似于我们看到的3D电影。医生在手术时需要戴3D

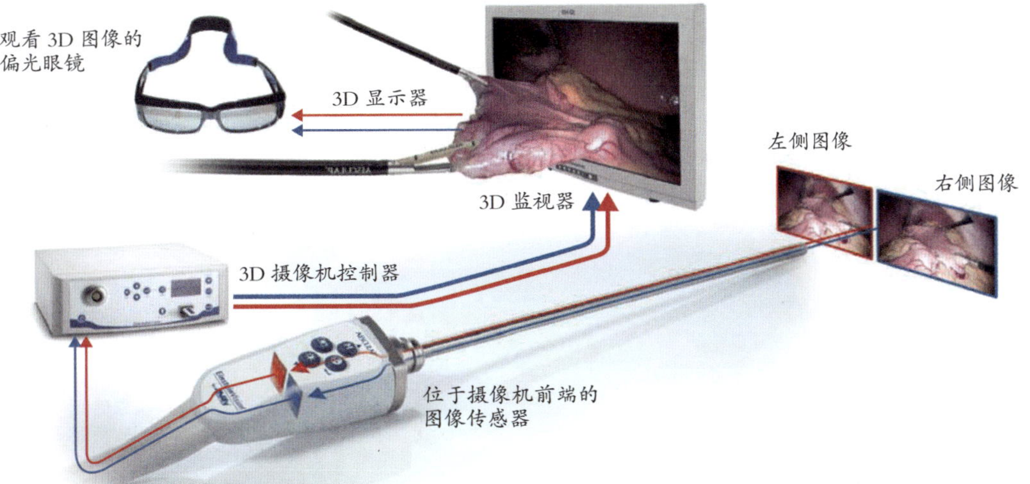

德国蛇牌（Aesculap）成像系统为医生提供了符合人体视觉习惯的3D图像

眼镜，这样就能看到更清晰、层次更分明的图像了。而且，操作器械时有了立体方位感，定位会更准确，仿佛置身患者体内。3D导航系统类似于GPS导航，如同我们开车时可以非常准确、快捷地到达目的地一样。3D导航系统首先利用CT、MRI的成像技术，绘制手术区内包括肿瘤、血管和神经等的3D地图。在3D地图上，设计出实施手术的路线图，这样医生在手术时，可以根据事先设计好的路线图开展手术，从而精准地到达肿瘤部位，完整地将肿瘤切除而又不伤及周围正常的组织。

目前，“达·芬奇”手术机器人的机械臂上配备了3D腔镜系统，3D腔镜手术已经在一些医院开展。3D导航系统也开始在欧美国家展开使用。在未来的50年，手术室里也可能会上演“3D大片”。

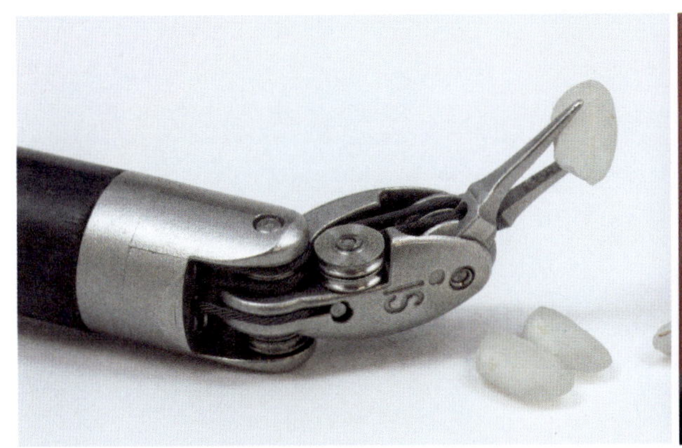

“达·芬奇”手术器械与一粒大米尺寸的比较

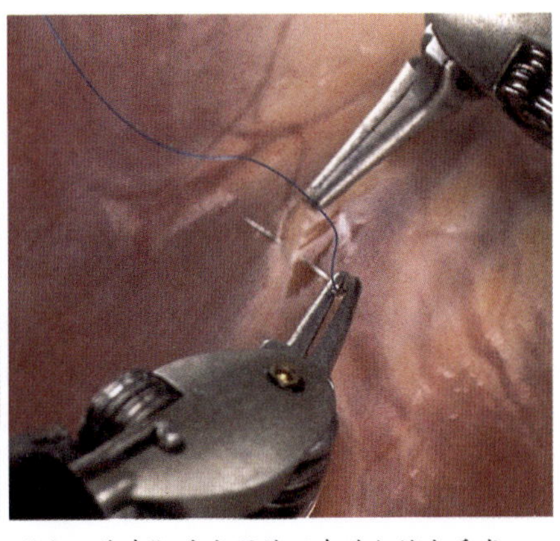

“达·芬奇”手术器械正在进行缝合手术

医疗助手

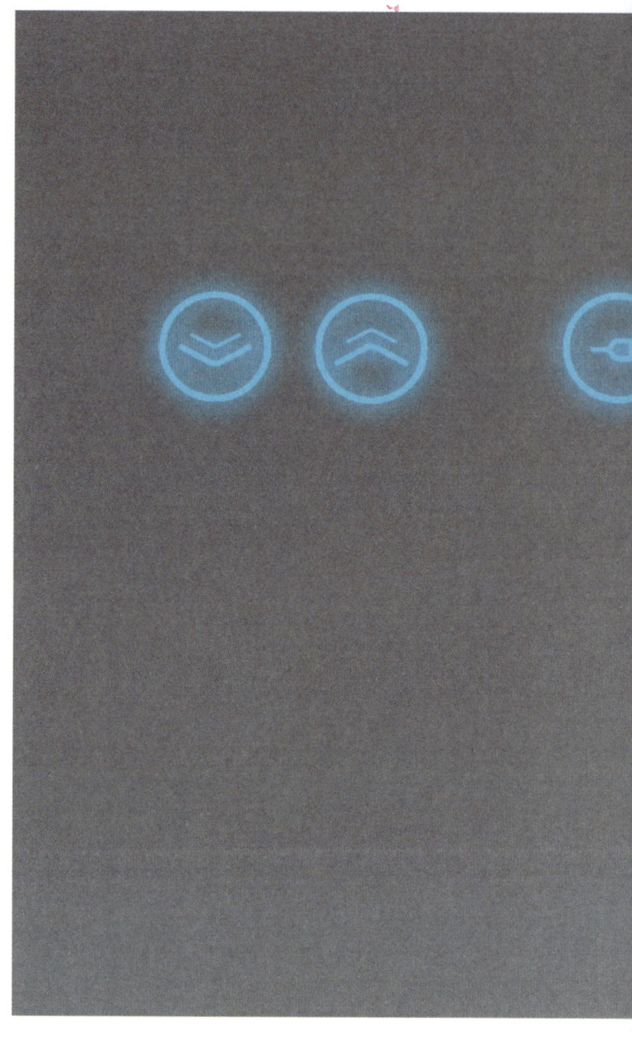

医疗助手机器人（MediRobot）是一部医用患者升降机。它的创意来自人们希望解决的现实问题：目前世界上大约有上亿人遭受着中等到严重程度的残障，与此同时，能够为这些人提供必要照料的医疗人员却不充足。因此，荷商派立（Pilotfish）与台湾工业技术研究院（Industrial Technology Research Institute）合作开发了这个机器人，这项设计在2011年被授予IF产品设计大奖。

问 怎么想到设计这样一款机器人的?

答 临床上，患者需要在不同房间之间转移，比如从卧室到卫生间。现在的操作方式是使用升降机和轮椅。这种方式对护理人员的体力要求很高，患者也感觉不舒服，并且患者每天在转移上要花费一个多小时。

问 如何开发这种机器人?

答 我们的研究着眼于以下几个方面：用户观察，护理人员问卷调查，现有升降机使用的步骤分析，

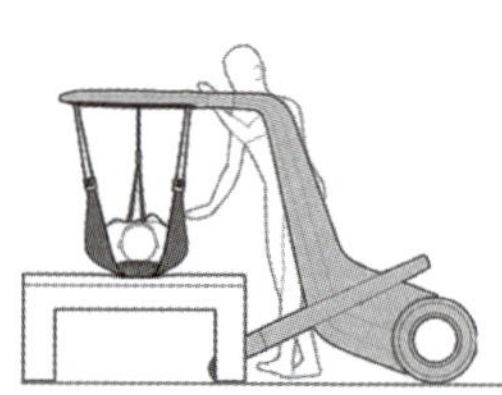

从床上抬起

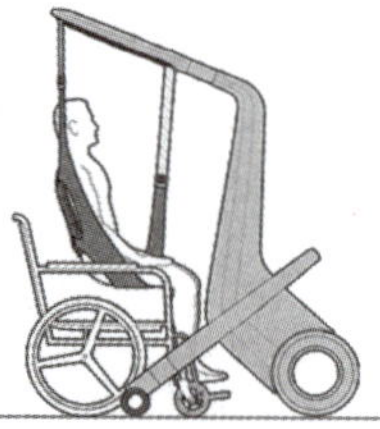

从轮椅上扶起

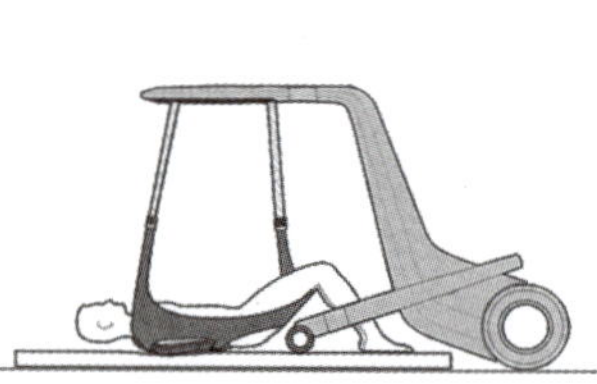

从练习垫或地板上抬起

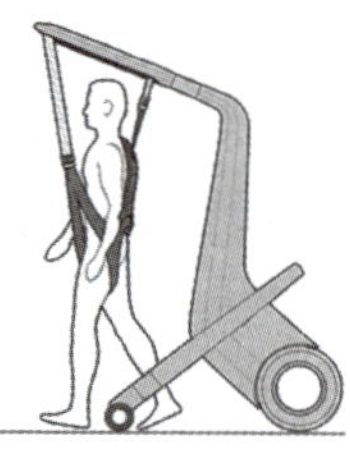

辅助走路

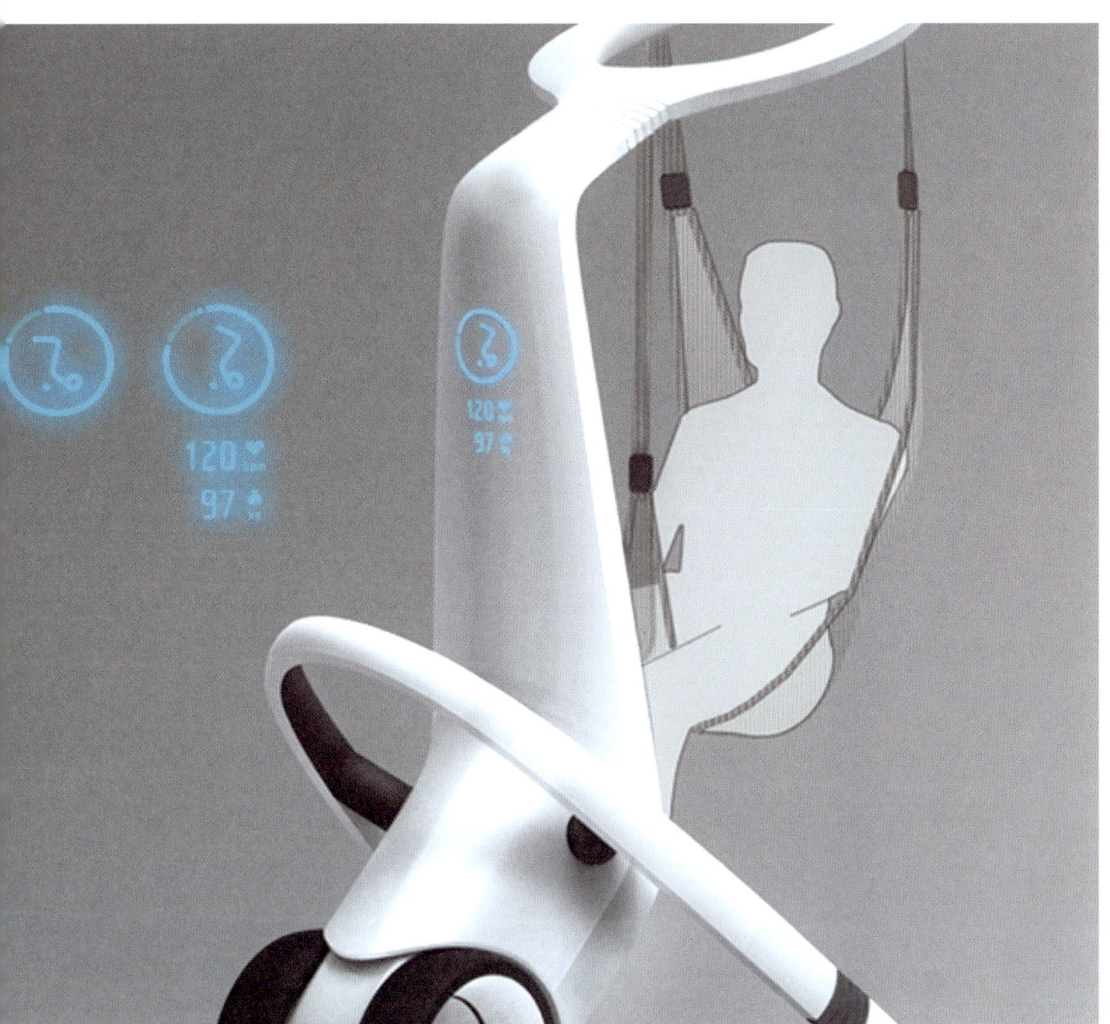

日常临床例行程序的时间线分析，确认问题，建议引入新设备的时机等。

问 **您对未来的机器人装置有什么预测？您觉得它们会是什么样子？会有什么样的功能？**

答 机器人控制装置在日常生活中的地位会提高。因为它们可以解决许多问题，比如护理人手短缺的问题，同时还能满足对高效与快速的需求。科技已经越来越多地融入我们的生活，像医疗助手机器人这样的设备对人类有很大的益处，这也是创造它的原因。同时，人与机器之间的情感连接和互动也非常重要。我们付出很多努力让这样的连接尽可能自然、和谐。

你也能对疾病做研究

从搜集现有科学资料入手，通过对资料的整理归纳，提出问题，并从中了解背后的科学道理，找出因变量和多个自变量之间的关系，完整地描述科学过程，做出数据表格或图表，写出结论，这样的过程，也是探索性科学实验的一个类型。

这一次的探索性科学实验是“疾病研究”。从你周围的亲人或朋友，特别是长辈那里了解他们所患的一种疾病，开始做研究。

第 1 步

研究范围包括：

1. 了解疾病的概况，疾病研究的历史，医疗上分属于哪个科；

2. 了解这种病的临床症状，患病的概率，对人体健康的危害性；

3. 了解这种病的病因；

4. 了解诊断过程，读懂检查和化验报告；

5. 从症状和化验结果诊断疾病和其所处阶段；

6. 了解治疗药物和手术以及预后；

7. 找到一些理论研究的文章，了解现在医学上对这种

疾病的科学研究和诊疗情况；

8. 了解未来可能的医疗手段。

学会在网上搜索寻找资料，学会辨别文章的来源和科学可靠性。通常可以在学术机构、医疗机构、大学、政府卫生部门、世界卫生组织等的网站上找到相关资料，也可以利用医学 APP 和提供专家分析的医学服务网站（中文网站如：haodf.com）。

第 2 步

写出一篇科学报告，并与患病的亲人和其他亲人分享，让他们对这种疾病的病理、治疗药物、手术、预后等有比较充分的了解，便于以后跟医

生做更有效的沟通。

注意：本科学报告仅作为学生科学实验成果，不能作为临床治疗的依据。

下一篇文章是美国15岁的Warren Wang针对一篇帕金森病研究的报道写的总结。在Warren就读的Jericho High School，有一门课是Introduction to Research（研究初级课），每周的作业是对一个报道或者报告做一个摘要。

Warren小学时就注意到姥姥的帕金森病，假期中他和姥姥姥爷一起玩牌，看着姥姥的记忆一天不如一天，直到再不能一起玩扑克。因此，他一直比较关注这种病，对为什么没有办法治疗感到非常不解。那时，他就开始在网上查找原因。最近，他在浏览《纽约时报》网站时看到一篇关于治疗帕金森病的新药的报道，就用它完成了当周作业。

我的研究报告：帕金森病的乐观面

概要：

帕金森病是一种损害神经系统的疾病，初始通常表现为四肢的震颤，随着病情逐渐恶化，最终导致反应和行动迟缓以及认知功能障碍。很多科学家将帕金森病视为解读大脑以及神经系统疾病的突破口。

大脑皮层下的基底核和人的小脑有相似的功能，它们依靠多巴胺

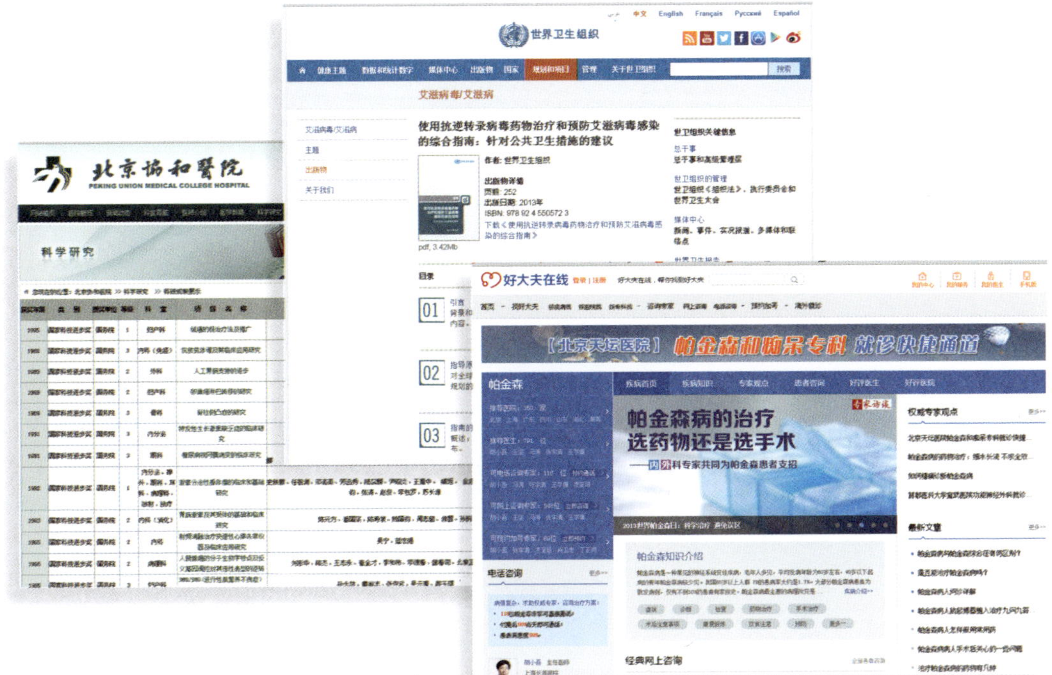

工作。帕金森病干扰多巴胺的产生，因而扰乱了基底核的功能。在近期的研究中，科学家在帕金森病患者的脑部发现了一种叫作 α－突触核蛋白的黏着沉积，它们可能与帕金森病直接相关。

随着时间的推移，正常的蛋白质也可能变坏，它们错误折叠并黏着在其他蛋白质上，就成了“毒蛋白”。这些“毒蛋白”在细胞间转移，并摧毁神经元——尤其是那些产生多巴胺的神经元。

细胞具有一系列精密的控制机制，以保证蛋白质的正常工作，并在它们发生错误时将它们销毁并回收。这些控制机制并不完美，随着人类寿命的延长，蛋白质功能失常导致神经系统疾病的可能性也会增加。

神经病毒公司（NeuroPhage）从病毒中提取了一种化合物，它能进入动物大脑，破坏有毒的 α－突触核蛋白以及与阿尔兹海默病相关的“毒蛋白”。目前，在啮齿动物身上进行的实验证明这种化合物十分有效，该公司计划于 2016—2017 年将这种化合物用在人身上。如果成功，就意味着这种化合物能成为这两种神经系统疾病的克星。

研究：

在《帕金森病的乐观面》这篇文章中，作者多次列出证据来支持他的阐述。首先，作者自己就是一位帕金森病患者。因此，关于帕金森病患者面临的磨难和劣势，作者无须去做深入的研究，他自己已经直观地感受到了。

同时，这篇文章提供了大量的信息，解释什么是帕金森病和到底发生了什么。比如，文章强调了一个关键的事实，即多巴胺为脑电路提供能量。有了这一新证据，科学家和医生就能了解究竟哪一部分发生了病变，因此也更容易研究出治疗方法。

另一方面，文章也介绍了其他研究结果，比如尸检发现帕金森病人脑内有黏着沉积的 α－突触核蛋白。如文所示，这种蛋白质有时会变“坏”，成为有毒物质，损害大脑中的神经元，尤其是产生多巴胺的那些。

尽管文章列举了大量关于帕金森病的研究，却没有提到为什么“坏”的 α－突触核蛋白会以神经元为破坏目标——尤其是产生多巴胺的神经元。弄清楚了这个问题，我们就能找到治疗帕金森病和其他神经系统疾病的更简单的方法。

研究问题：

如果细胞具有一系列控制机制来保证蛋白质的正常工作，并能回收利用“坏掉”的蛋白质，那么，一旦控制机制失效，能否用药物来救助细胞？如果可以，会是哪种治疗方法？

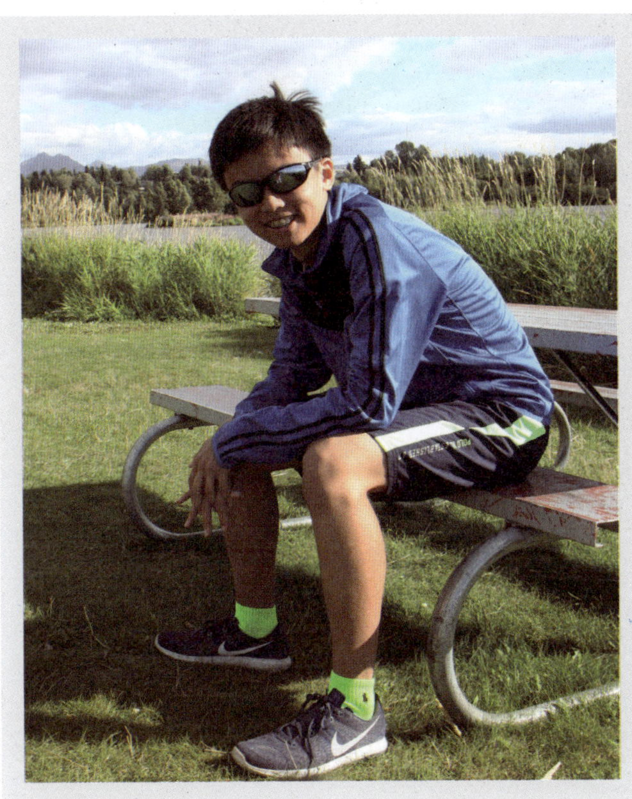

Warren Wang，15岁，高二全A学生，自5岁起在全美国际象棋排名前100名，喜欢历史、地理和魔幻小说，追踪各种体育比赛进展，尤其对美式棒球了如指掌，长期练习足球、网球、羽毛球和乒乓球，是同龄人中少见的多种体育项目能手。和弟弟一起，在长岛创办非营利机构，业余时间组织并教授5~8岁孩子下国际象棋。

Warren Wang就读的Jericho High School是纽约州数一数二的优秀公立高中，曾在《美国新闻和世界报道》的全美优秀高中排名第四。学校资金雄厚，提供很多AP课程、科学项目，拥有多种学生俱乐部，每年都有学生在英特尔和西门子科学大赛中获得半决赛和决赛提名。

观点：

我个人对这篇文章很感兴趣。我的姥姥患帕金森病已经10年了，除了知道这种病损害了神经系统和大脑，我对它一无所知。读了这篇文章，我更好地了解了帕金森病，并且由衷地希望正在进行测试的新药有效，惠及全世界的帕金森病人。

这些年，我看着姥姥的身体和大脑以飞快的速度恶化，因此，我很难同意“帕金森病也有乐观面”这个观点。我也不得不承认，帕金森病能帮助科学家更好地了解神经系统疾病。很显然，新治疗方法的研发正是对帕金森病不断深入了解的结果，而且这种疗法也有可能治愈世界上更多的帕金森病患者——包括我的姥姥。

问题讨论：

1. 作者乐观地认为帕金森病能在不久的将来被治愈，你同意他的观点吗？为什么？

2. 除了大脑中的有毒α-突触核蛋白团和功能失常的神经元，身体里有没有帕金森病的其他迹象？

3. 新的药物治疗源于一种病毒，那么这种治疗方法有没有副作用？如果是，是什么样的副作用？

第Ⅱ章 未来医疗的新趋势

MEDICAL

- 基因疫苗将对抗更多疾病
- 癌症可以靠疫苗消灭
- 器官再生医学
- 3D 打印器官
- 从“CT”到“DNA 折纸术”——身体透视的未来发展
- 可以进入身体的纳米机器人外科医生
- 纳米技术的医学设想
- 大数据下的精准医疗
- 健康的全息穿戴
- 智能设备入住家庭监测健康

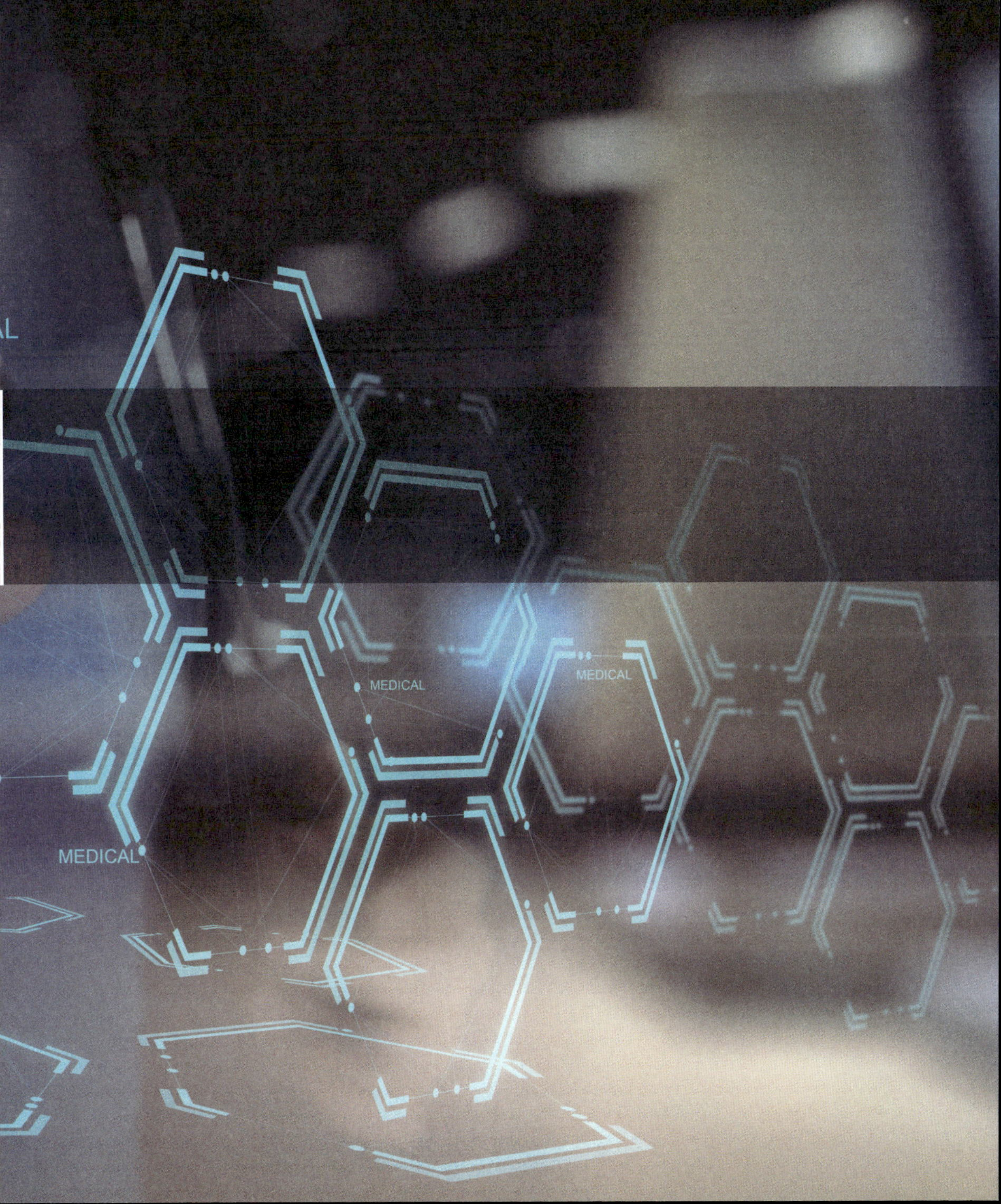
MEDICAL
MEDICAL
MEDICAL

基因疫苗将对抗更多疾病

传染病极其凶险，令人谈之色变，尤其是流行病的大爆发，更容易引起人们的恐慌。与引发传染病的细菌的斗争，一直伴随着人类文明的起伏。

抗生素一度拯救了人类，但是，最终也导致了超级细菌的诞生。

抗生素与超级细菌的斗法

2010 年 8 月 11 日，英国出版的《柳叶刀》期刊介绍了一种在英国、美国、印度等一些国家小规模爆发流行的病症。研究发现，导致这种病症爆发的原因是一种新型细菌，它几乎对所有的抗生素有耐药性，因此患者的死亡率很高。

调查发现，许多患者有到印度或巴基斯坦旅游的经历。循着这条线索，科学家在印度新德里的饮用水中发现了这类从患者身上分离出的细菌。这就是后来声名大噪并令世人恐慌的携带新德里金属 – β – 内酰胺酶 –1（New Delhi metallo-beta-lactamase–1, NDM–1）基因的致病细菌，被称为超级细菌。

实际上，超级细菌并不是某种特定的细菌，而是代表一类细菌。这类细菌的共性是携带 NDM–1 基因，对几乎所有的抗生素有很强的耐药性。细菌的耐药性并非新情况，随着抗生素滥用情况的日益严重，耐药菌也在不断进化。

超级细菌进化论

如果病人在接受抗生素治疗时没有按时服药，会直接导致体内药物水平的降低，这种低水平的剂量不足以杀死一些比较顽固的细菌，而且这些细菌渐渐地适应了这种药物，就会对这种药物产生耐药性。

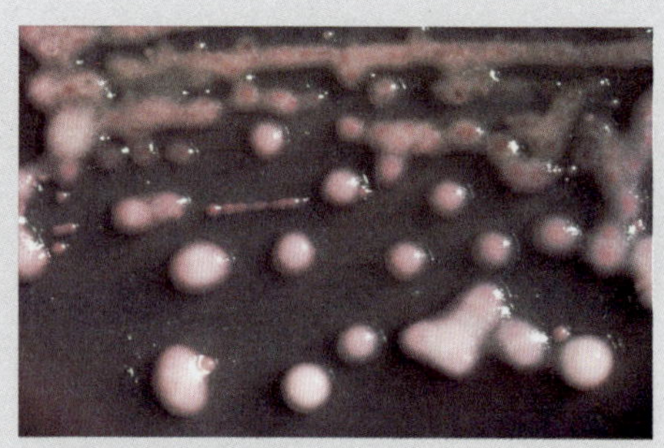

NDM–1 最初在肺炎克雷伯氏菌中被鉴别出来

耐药性的产生其实是一个进化的过程，自然选择使适应环境的个体在生存竞争中生存了下来。也就是说，那些更适应抗生素的细菌存活了下来，它们大量繁殖，渐渐取代了那些不耐药的细菌。随着耐药性的不断累积，对多种药物耐药的超级细菌出现了。

用疫苗筑起防线

超级细菌的出现击溃了人类的最后一道防线——抗生素，于是，人们想到了另一种对付传染病的利器——疫苗。

事实上，疫苗的历史远比抗生素悠久。人类的第一种抗生素——青霉素是英国微生物学家亚历山大·弗莱明于 1928 年发现的。而早在 1796 年，爱德华·詹纳就研究并使用了牛痘疫苗，用以对抗天花。

疫苗的出现，让人类有了摆脱历史悠久又顽固的传染病的希望。

第一代疫苗是病原体疫苗，灭活或减毒的病原体（细菌、病毒），此类疫苗可以在人体内引起强烈的免疫反应，但不会致人患病。尽管病原体已经灭活或减毒，但这类疫苗仍具有潜在的危险性。

第二代疫苗是基因工程重组疫苗（区别于基因疫苗），这类疫苗是以基因工程的方式生产出的蛋白质或多肽作为抗原，并制成疫苗。由于不存在病原体，这类疫苗相对更安全。

随着疫苗的广泛应用，人们可以成功地预防多种传染病。1980 年，人类消灭了天花，这种烈性传染病至少已经流行了 3000 多年，具有很高的致死率。现在，人们正急切地盼望科学家开发新疫苗，来控制折磨人类多年的传染性疾病，特别是结核病、疟疾、丙型肝炎及艾滋病。然而，令人尴尬的是，虽然人们对传染病新疫苗的渴求不断加深，可是从 1985 年以来，传染病新疫苗的开发却一直处于停滞状态，成功的很少。

不过，值得欣慰的是，21 世纪

疫苗的原理

人体里的 B 细胞和 T 细胞是能够杀死病毒的淋巴细胞，当外部病毒入侵时，B 细胞和 T 细胞就会被激活来杀死病毒，并开始复制产生子代细胞，这些子代细胞中的一部分会成为长寿的记忆细胞。在人或动物的一生中，这些记忆细胞能够记住入侵的病原体，一旦再次接触到这种病原体就会触发强烈的免疫反应。

疫苗接种的原理是将死亡（灭活）或削弱毒性（减毒）的病毒注入机体来刺激免疫系统，这些灭活或减毒后的病原体不会引起疾病，但是会引发机体对这种病毒的免疫记忆，让机体的免疫系统随时准备着应对入侵者的挑战。

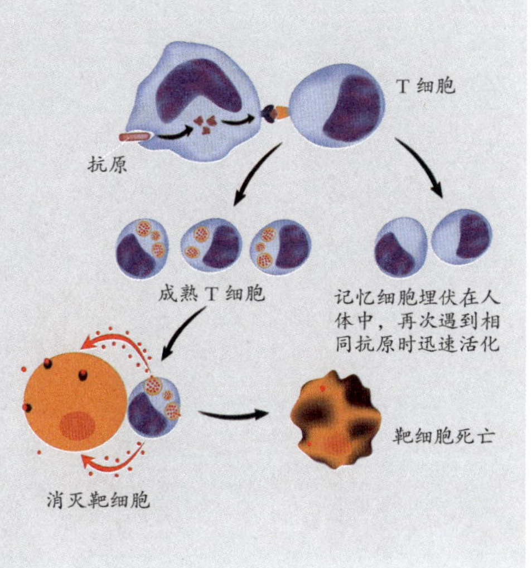

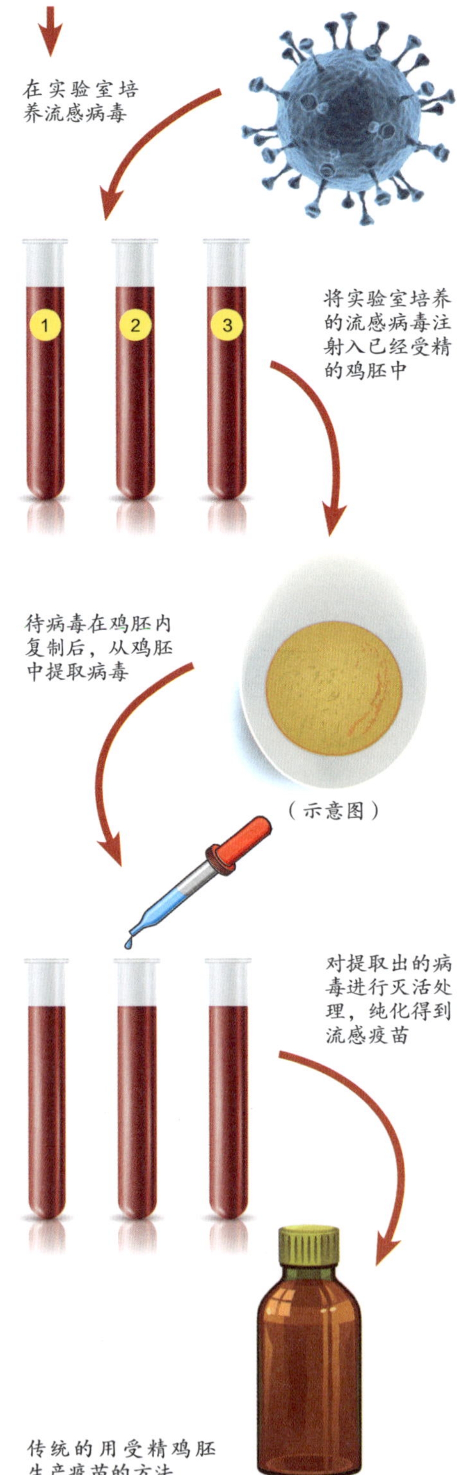

传统的用受精鸡胚生产疫苗的方法

现代生命科学已经开拓出一个较为成熟的研究平台，这为研制传染病疫苗带来了新的希望。

基因疫苗

基因疫苗指的是可以表达抗原的DNA质粒（plasmid）。它是继病原体疫苗和基因工程重组疫苗之后的第三代疫苗。与传统疫苗相比，基因疫苗是一个全新的概念。它是DNA而不是蛋白质，也就是说，它颠覆了长久以来以蛋白质作为疫苗主要成分的观念。

什么是DNA质粒呢？除核区的基因组外，细菌内还含有许多携带遗传信息的环状DNA，这些环状DNA叫作质粒。科学家将病原体的抗原基因插入质粒，这些携带抗原基因的重组质粒就是基因疫苗。

为了获得大量的基因疫苗，科学家使用一种非致病的大肠杆菌作为生产疫苗的“车间”。当基因疫苗被导入大肠杆菌后，它们随着大肠杆菌的复制而扩增，从而实现基因疫苗的大规模生产。最后，将大肠杆菌裂解，就得到了大量的基因疫苗。这种疫苗注入人体细胞后，其抗原基因表达的蛋白质可以作为抗原，激活人体的免疫反应。

基因疫苗通常有两种注射方式。一种是直接的肌肉或皮下注射，由于肌细胞特别是横纹肌细胞中，溶酶体

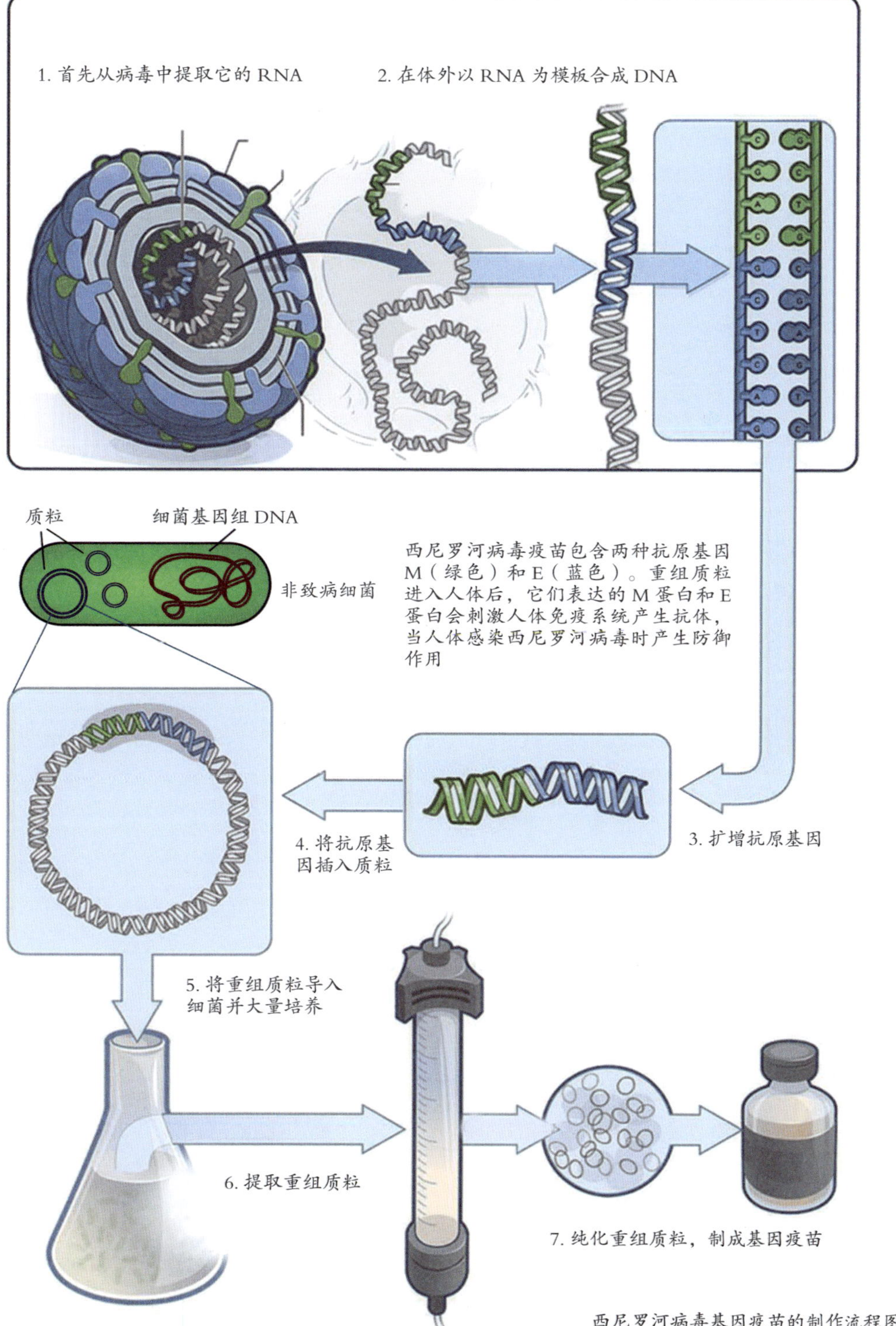

西尼罗河病毒基因疫苗的制作流程图

和 DNA 酶（消化 DNA 的酶）的含量较低，因此在细胞内基因疫苗将以环状 DNA 的状态保存较长时间，而无法整合到人体基因组并表达抗原蛋白，最终导致免疫效果不佳。另外一种是微离子轰击介导的 DNA 免疫，即基因枪。其依据是亚微粒的钨和金能自发地吸附 DNA，当借助高能电场用极快的速度轰击表皮组织时，包裹有金粉或钨粉的 DNA 质粒可以很快被整合到基因组中，从而得到满意的免疫效果。

一剂疫苗对抗十几种传染病

基因疫苗有哪些长处呢？传统疫苗可以引发体液免疫，通过产生抗体来清除身体内的病原体（如细菌、病毒）。由于基因疫苗可以进入细胞，它不仅可以通过体液免疫产生抗体，还可以引发细胞免疫，比如激活 T 细胞来杀死病原体。因此，基因疫苗除具有预防作用外，还有治疗作用。这对一些由难以清除的病毒引起的传染病来说，具有非凡的意义。

基因疫苗的另一个优点是可同时对付多种疾病。理论上讲，如果将多种病原体的抗原基因插入质粒，这样的基因疫苗可携带多个病原体基因，并可对多种传染病产生抗体。一个人从出生到 16 岁，需要接受近 30 次的强制免疫，也就是我们所说的打预防针。假设一剂基因疫苗中含有 10 种抗原基因，那么，每个人只需要注射 3 次就可以获得全部免疫了。

由于基因疫苗中携带的抗原基因可持续表达，因此基因疫苗的免疫时效更长。而且，因为基因疫苗是 DNA 而非蛋白质，所以疫苗的储存与运送会更加方便。此外，基因疫苗也为开发转基因植物疫苗开拓了一个新思路。有研究表明，如果每天给小鼠吃三次疫苗西红柿（转入了保护性抗原基因的植物疫苗），小鼠能够对乙肝病毒产生有效的免疫反应，对艾

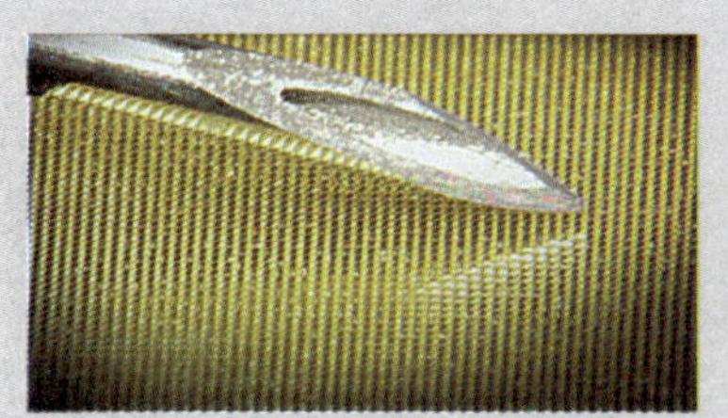

显微镜下，纳米贴片表面有成千上万的突出物，它们的尺寸比传统的注射针孔小得多

纳米贴片

纳米贴片（Nanopatch）是用一种以“深反应纳米刻蚀”的技术制成的疫苗载体。它看起来是一个比邮票略小的方片，但在显微镜下，它的表面有成千上万的微小的突出物。突出物表面涂满了疫苗，当用辅助器把贴片紧紧贴在皮肤上时，不到 1 分钟，疫苗就被释放并进入皮肤。然后纳米贴片就可以取下丢掉了。

这是一种直接的疫苗递送技术，它显著地增强了免疫反应。疫苗通过皮肤表皮进入体内，避免了传统的针孔注射。使用纳米贴片不但无痛，而且价格低廉。

滋病病毒也有一定的免疫效果。如果这种植物疫苗研制成功，那么，未来人们也许只需吃几个西红柿或香蕉就能达到免疫目的，这将为尚未实施强制免疫的非洲地区带来极大的便利。

尽管基因疫苗会成为预防和治疗传染性疾病的主流，但是应该指出的是，基因疫苗仍有许多问题亟待解决，比如：

1. 基因疫苗容易导致宿主细胞的突变及癌变。

2. 基因疫苗所携带的病原体DNA必须进入淋巴系统，才能活化T细胞反应，是否会有后遗症还需要观察，

3. 在目前人体试验中，基因疫苗在人体内的接种效率依然很低。

平台战略

未来疫苗的研制和开发将是一种平台战略，换言之，现代生命科学各种先进的理论及技术手段都可以用在未来疫苗的研制及开发工作中。未来疫苗的战略基础是基因组学、反向疫苗学、高通量DNA测序、新型植物及昆虫基因表达系统以及有效的疫苗佐剂。

2014年2月5日至6日，来自产业界、学术界、政府和非政府组织的35位专家齐聚美国加利福尼亚的拉荷亚市，他们组成了“人类疫苗计划工作组”，并召开了第一次研讨会。同年6月18日，国际艾滋疫苗项目组织的韦恩·科夫（Wayne C. Koff）、澳大利亚墨尔本大学的伊恩·古斯特（Ian D. Gust）和美国宾夕法尼亚大学的斯坦利·普洛特金（Stanley A. Plotkin）三人代表该工作组联合在《自然免疫学》（Nature Immunology）杂志上发文，呼吁开展“人类疫苗计划”（Human Vaccines Project）。文章指出，“人类疫苗计划”将改变21世纪主要疾病疫苗的发展道路。

当前，知识平台已经日渐成熟，抗原发现技术、基因组学和免疫监测技术的进步为疫苗的发展提供了巨大的推动力。也许，就在不远的将来，科学家可以开发出针对全球性人类疾病的疫苗，利用主动免疫的方式攻克威胁人类健康的各种疾病难题。

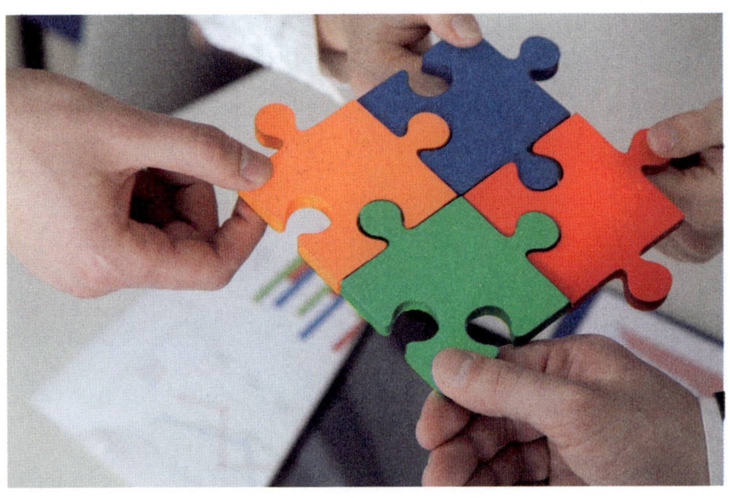

癌症可以靠疫苗消灭

2012年，64岁的平面设计师鲁思·莱西（Ruth Lacey）正饱受疾病的折磨，不仅白血病在体内肆虐，而且高剂量的化疗让她的身体变得极度虚弱。通常情况下，莱西的生命恐怕只剩下几个月。

纽约市斯隆-凯特琳癌症中心的专家冈瑟·克内(Guenther Koehne)采用一种WT1特异性的T淋巴细胞对莱西进行治疗。在接受了干细胞移植和4剂T淋巴细胞注射后，奇迹出现了，莱西的癌细胞已经检测不到了，她又恢复了活力。克内医生说："看到她身体健康、完全康复是一种特别的体验。"

抓住避开免疫系统的癌细胞

莱西很幸运，注入体内的T淋巴细胞发生了免疫反应，杀死了在她体内肆虐的全部癌细胞。你也许会问，莱西体内原本不是有T淋巴细胞吗？为什么她自己的T淋巴细胞不能杀死那些癌细胞呢？

这是因为莱西体内的癌细胞成功地"躲避"了她的免疫系统。癌细胞"隐藏"了它们的表面抗原，让免疫细胞无法识别。对于大多数癌症患者来说，他们的免疫细胞处于一种"静默"的状态，也就是说免疫细胞对癌细胞视而不见。除了"逃避"免疫监视，癌细胞还能激活患者体内的调节T细胞（一种参与免疫调节、使正常的免疫细胞减少的T细胞），甚至"雇佣"来自骨髓的"抑制性细胞"来减少免疫细胞，从而抑制体内的免疫反应，借此逃过被免疫细胞杀死的厄运。癌细胞因此得以在患者体内肆虐。

克内医生植入莱西体内的T淋巴细胞是一种经过特殊处理的免疫细胞，它们具有识别癌细胞的能力，进入人体后可以迅速找到癌细胞并将其杀死。从免疫功能的角度来讲，这是一种"被动性"免疫治疗。这种"被动性" 免疫治疗只能弥补免疫功能的不足，进行"主动性"免疫治疗才是最终根治癌症的关键所在，比如癌症疫苗。

数十年来，癌症的治疗手段主要有三种：手术治疗、化疗和放疗。这套"铁三角"疗法被形象地称为"尖刀、毒药和烙铁"。除了这三种传统疗法，想象一下，如果有一种新的疗法能让癌症也如天花般绝迹，那么这个现代人类健康的最大威胁将被消灭。

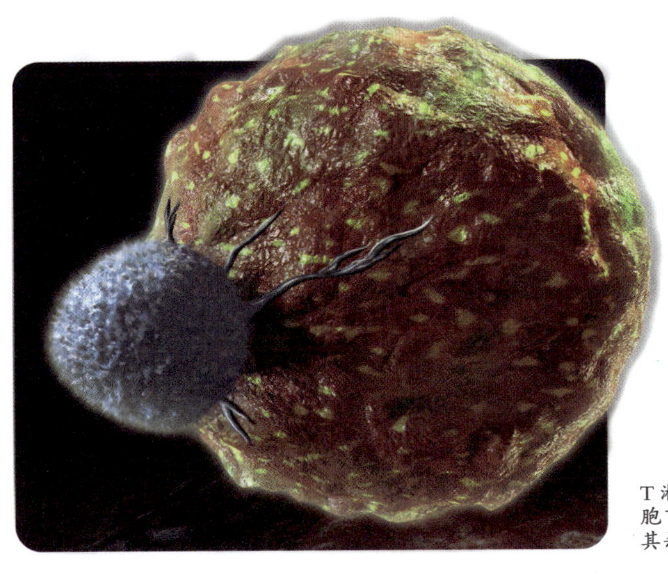

T 淋巴细胞消灭癌细胞的概念图。T 淋巴细胞可以识别并牢牢“抓住”癌细胞，再将其杀死

“科雷毒药”的启发

癌症疫苗的历史可以回溯到 120 年前，一位年轻的医生威廉·科雷（William B. Coley）为了寻求更有效的癌症治疗方法，搜索了当时纽约医院近百例癌症病人的治疗记录。他发现一例“自愈”的患者，便千方百计地在纽约市的茫茫人海中找到了这位患者。

科雷医生发现，这位癌症患者在出院 7 年后依然很健康，而且没有任何复发的迹象。查看这位患者的病历时科雷发现，患者曾两次感染一种比较严重的皮肤病——丹毒。在丹毒逐步治愈后，癌症也一同消失了。科雷医生想，这位病入膏肓的癌症患者之所以能奇迹般地战胜病魔，唯一可能的原因是他感染的丹毒。

在此病例的启发下，科雷医生发明了一种一度被称为“科雷毒药”的“混合细菌疫苗”。科雷医生用这种疫苗治疗了近千名病人，尽管限于当时的条件，疫苗的质量得不到很好的保证，但仍有超过 50% 的病人得到了治愈。

科雷对癌症的治疗没有很好的临床重复性，而且还有诱发其他感染的危险，所以没有得到医学界的承认和进一步的研究。不过值得一提的是，科雷的患者大多数为晚期无法进行手术的转移癌患者，这也证明了使用疫苗的治疗方法十分有效。

癌症治疗疫苗

什么是癌症疫苗呢？其实它是一种进入人体后可以“唤醒”患者自身免疫系统，动员免疫细胞识别癌细胞，诱导机体产生抗癌免疫应答，从而将癌细胞杀死的抗原。

20 世纪 90 年代早期，美国斯坦

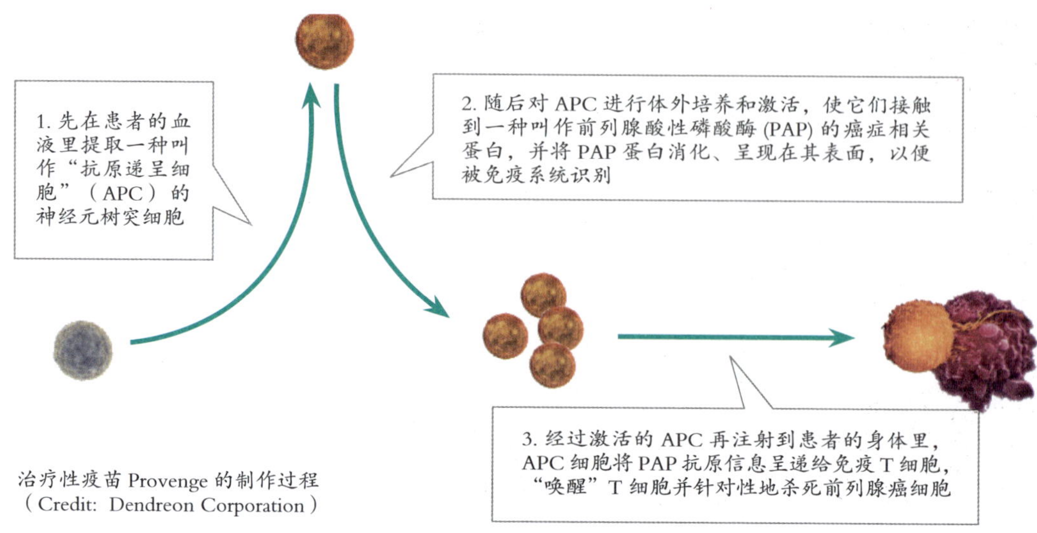

治疗性疫苗 Provenge 的制作过程
（Credit: Dendreon Corporation）

福大学的免疫学家埃德加·恩格尔曼（Edgar Engleman）想到了一个新思路，就是利用人的免疫细胞开发癌症疫苗。这种疫苗可以通过激活人体的免疫系统识别并杀死癌细胞，不但针对性更强，而且对正常细胞的损伤更小。

他在患有淋巴瘤的小鼠身上做了实验，开创性地发明了肿瘤免疫技术。2010 年，他研发的产品 Provenge 获得了美国食品和药物管理局（FDA）的批准。

Provenge 是世界上第一例癌症治疗疫苗，用于治疗转移性前列腺癌。它的有效成分是从患者的血液中分离加工得到的，因此可以针对性地进行自体治疗。512 名患者的临床试验结果显示，患者经 Provenge 治疗后的平均存活时间为 25.8 个月，比用常规药物治疗（对照组）的病人长 4.1 个月。3 年后，Provenge 治疗的患者中仍有 32% 活着，而对照组只有 23%。

然而，由于研发成本较高，癌症疫苗治疗所需费用远远超过了常规化疗。例如，在 2010 年，患者接受一个疗程的 Provenge 治疗要花去约 93000 美元，按照当年的汇率，相当于人民币 60 多万元，这并非普通家庭所能承担的。

新型疫苗训练免疫系统

虽然目前只有几种癌症疫苗被批准上市，但是癌症疫苗有着广阔的前景。如今，已有近 140 种癌症疫苗进入 I 期或 II 期临床研究，也有 20 多种癌症疫苗进入 III 期临床研究。这些正在研发的疫苗将被用来治疗膀胱癌、脑瘤、乳腺癌、肺癌、淋巴瘤以及白血病等。

科学家指出，癌症疫苗研究的关

键在于选择什么时间点采取治疗，以及需要持续多长时间。最开始的癌症疫苗都是针对某一种癌症的，而科学家接下来需要做的，是寻找“广谱”的癌症疫苗。据报道，美国的研究人员正研制一种新型抗癌疫苗，也许能治疗 70% 的癌症。

美国佐治亚大学与梅奥诊所研究员格特·扬·布恩斯说：“我们初步研究出一种治疗方法，就是教免疫系统识别癌细胞上一种特殊物质，并对癌细胞发起攻势。这种疫苗能引发强烈的免疫反应，激活免疫系统的全部三道防线，平均可以缩小肿瘤体积 80%。”他们把研究重点放在一种名为 MUC1 的蛋白质上。MUC1 又称附膜蛋白，广泛分布于癌细胞表面，它含有糖链，在肿瘤的发生与转移方面起重要作用。

英国媒体引述研究员桑德拉·亨德勒说：“癌细胞把糖置于细胞表面，以此欺骗免疫系统，让它们可以在身体内部活动而不被发现。”新型疫苗正是利用这一点，“训练”身体免疫系统更有效地识别癌细胞表面的糖蛋白 MUC1，从而找出癌细胞并消灭它们。然而，这项研究距真正的临床试验应用可能还需近 10 年时间。

预防性癌症疫苗

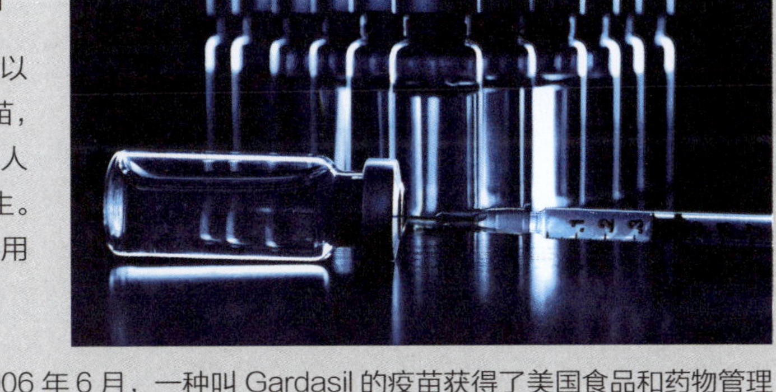

根据用途，癌症疫苗可以分为两种：一种是预防性疫苗，接种于遗传易感性的健康人群，进而可以预防肿瘤的发生。另一种是治疗性疫苗，主要用于杀死癌细胞。

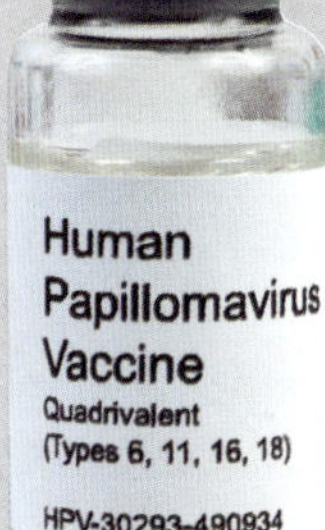

2006 年 6 月，一种叫 Gardasil 的疫苗获得了美国食品和药物管理局批准，在美国成功上市。在医生和父母的鼓励下，许多 9~26 岁的青少年接受了 Gardasil 疫苗接种。

Gardasil 是一种针对人类乳头状瘤病毒（HPV）的疫苗。全世界每年新增约 50 万宫颈癌患者，有 70% 的宫颈癌是由 HPV 病毒引起的。科学家相信，这种疫苗能够预防由 HPV 引发的相关疾病，包括宫颈癌。有科学家预计，通过 HPV 疫苗接种和宫颈癌的筛查，未来 30 年内彻底根除宫颈癌并非梦想。目前，全球已经有 160 多个国家批准了宫颈癌疫苗的使用，并有 28 个国家支持青少年免费接种。

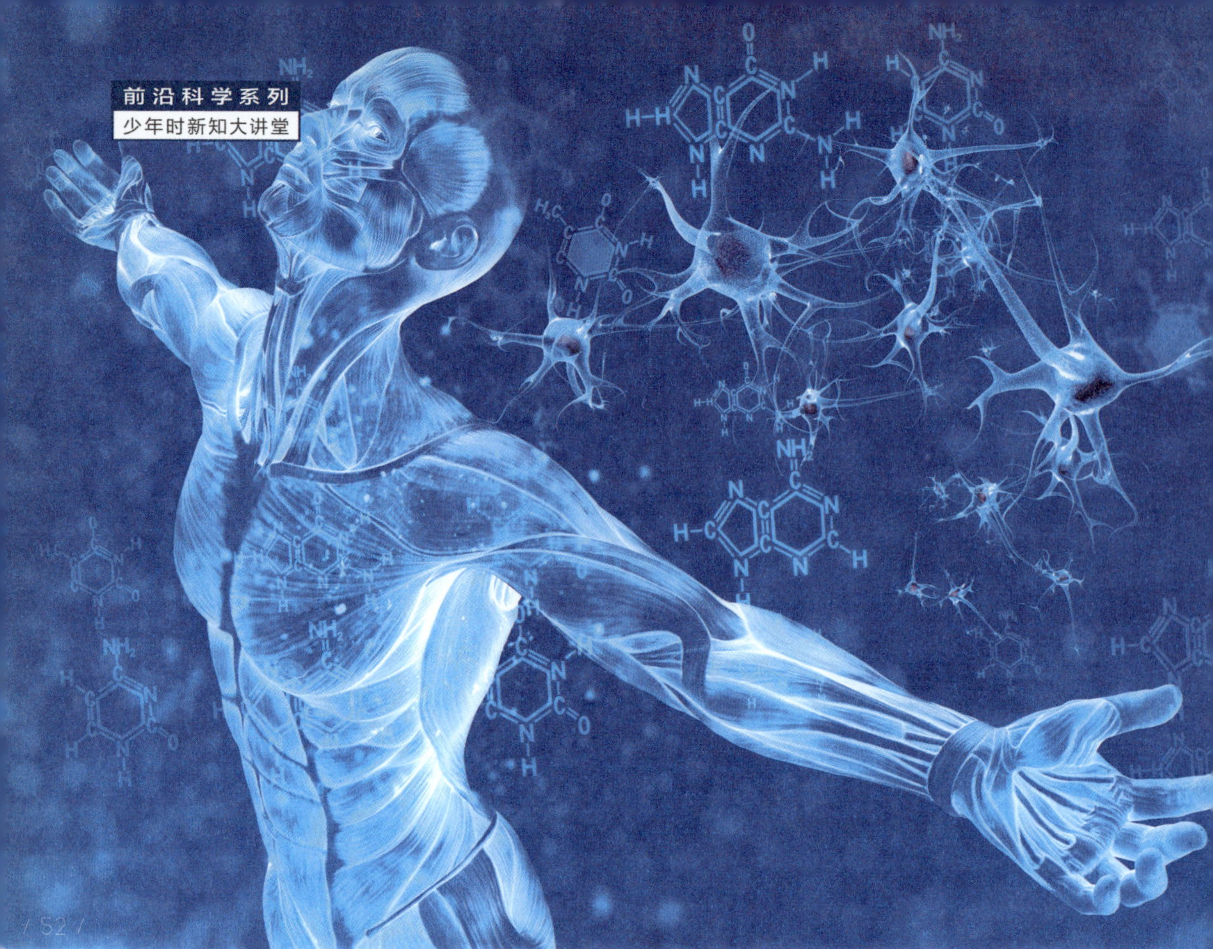

器官再生医学

卢克·马塞拉（Luke Massella）像其他男孩一样精力充沛、发育正常。但是与其他男孩不同的是，他先天患有一种疾病，这种疾病发展得异常迅猛。那就是卢克的膀胱不能正常工作，这影响到他的肾脏。10 岁时，卢克的肾脏彻底罢工了，等待他的将是不断进行透析的未来。透析可以将新陈代谢产生的废物和其他有毒物质从身体中过滤和清除出去。

为了修复有功能障碍的膀胱和肾脏，卢克已经经历过 15 次手术了，但是没有一次起作用。

幸运的是，卢克碰到了安东尼·阿塔拉博士（Dr. Anthony Atala）。阿塔拉博士是再生医学领域的前沿专家，他领导着美国威克弗里斯特（Wake Forest）再生医学研究所（WFIRM）。

阿塔拉博士在卢克丧失了正常生活的希望时，对他进行了救助。他的治疗方案是：为卢克提供一个新的膀胱，而这个膀胱来自卢克自己。

再生的需求

更好的药物可以让人们获得更长的寿命，但是器官仍会老化衰竭。当人的器官老化、患病或者破损，就需要新的器官进行替换。

1954 年，世界第一例肾脏移植手术成功。20 世纪 60 年代，世界第一例肝脏、肺脏和胰腺移植手术相继进行。1967 年，医生又实现了世界第一例心脏移植手术。不久，外科医生开始对癌症患者进行骨髓移植。这些手术推进了再生医学的发展。

但是，这些移植手术都无法避免一个大问题：患者的身体会排斥移植过来的器官，这种现象被称为排异。于是，医生会给患者开一些抗排异的药物，患者必须在有生之年一直服用这些药物。这个办法有很大的缺点，这些药物是通过抑制人体免疫系统而发挥作用的，会降低患者抗感染的能力。而且还存在另一个问题——可供替换的器官严重不足。如今，美国有超过 12 万病人正在等待器官移植。在等待的过程中，每年有超过 6500 位病人在接受移植手术之前就去世了。根据美国移植基金会的最新统计，只有大约 1 万人能找到匹配的器官。

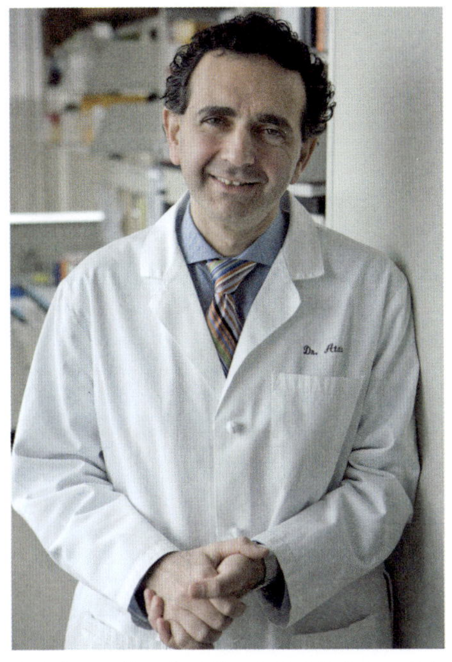

威克弗里斯特再生医学研究所的负责人、再生医学前沿科学家安东尼·阿塔拉博士

为了解决这些问题，科学家开始寻找新的移植技术，比如从干细胞中培养出新的组织和器官。这一思路也使阿塔拉博士等科学家找到了一种新办法，来解决患者的排异问题。

获得蝾螈的再生能力

再生无处不在。人的皮肤——这个人身体中表面积最大的器官，实际上每两周就会更换一次；人的骨骼每 10 年更换一次。许多生物的组织和四肢能以更快的速度再生，比如蝾螈。

人类能否像蝾螈一样拥有强大的再生能力呢？这样，人类就不会再为无法替代的器官发愁。

“再生医学并不是什么新事物。”阿塔拉博士说。再生医学包含很多细致的分支，器官再生是主要的一支。最初，科学家研究的是一些微生物、

蝾螈的启示

蝾螈具有断肢再生能力。肢体断了，新的肢体可以从断口处重新长出，而且不管断了多少次，成年的蝾螈还是能一次又一次地修复如初。《自然》杂志刊登的由德国和美国等国科学家进行的研究成果指出，蝾螈断肢创口周围的皮肤、肌肉、骨骼等各种细胞会聚集到一起，从成体细胞反向变为“幼年”细胞，形成具有再生能力的芽基细胞群。尽管这些芽基细胞看起来都差不多，但它们都记住了各自的来源，从肌肉细胞而来的仍再生为肌肉细胞，从神经鞘细胞而来的仍再生为神经鞘细胞。更令人惊奇的是，从蝾螈肢体末端取下的软骨细胞，在移植到上臂部位后，居然慢慢移到了原来的位置，证明这种细胞具有记忆位置的功能。

植物的细胞和动物的四肢等体内体外的器官为什么再生、怎样再生。这些研究让科学家发现了细胞如何生长，并且开始探讨在人体内修复和替换受损组织和器官的可能性。

当科学家逐步了解这些过程后，就开始进行各种实验。他们想知道，如果用不同的方式处理细胞，生物体会发生怎样的变化。

研究者推断，如果他们能用患者自身的细胞来制造人工组织和器官，那么患者的身体就不会把这些植入物当作入侵者来排异。为了验证这个理论，阿塔拉博士用患者的细胞制作了人工膀胱。卢克获得的就是这样的一个膀胱。

“长”出的膀胱

1999 年，阿塔拉博士和一个外科医生团队成功地将他们在实验室制造的膀胱移植给了 7 个孩子，这些孩子的年龄从 4 岁到 19 岁不等。这是实验室生长的器官第一次被植入人体内。

科学家从每个孩子身上取下了一小片膀胱组织，大约有邮票的一半那么大，然后从中分离出两种细胞——肌细胞和尿道上皮细胞（位于膀胱组织的表层）。科学家将分离出的细胞放到培养皿中培养，并加入特殊的营养液——这种技术叫作“细胞培养”。

“一般来说，即便是器官已经病变，上面仍会有正常的细胞和具有生命力的组织。”阿塔拉博士解释道，“大多数情况下，你可以从这个患病的器官中分离出细胞，然后用来制造一个新的器官。”

大约一个月后，研究者取出培养好的细胞，然后将肌细胞“种”在一个和膀胱形状一样的支架外层，将尿道上皮细胞涂在支架内部，接着，将支架放在一个“像烤箱一样的容器”中，“这个容器模仿人体内部的环境。”阿塔拉在 TED（TED 旨在传播新的、有价值的思想）演讲中提到。

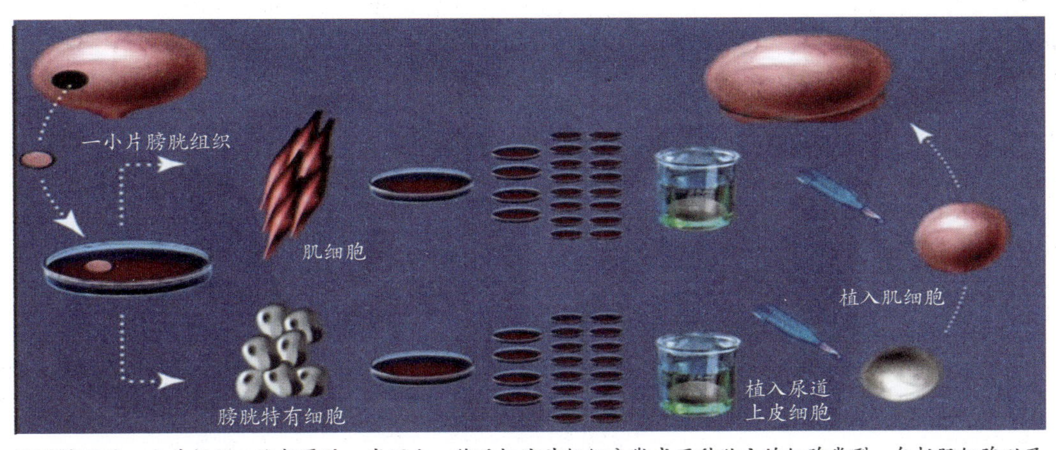

取下膀胱的一小片组织，比邮票的一半还小。然后把这片组织分散成两种独立的细胞类型，包括肌细胞以及膀胱特有细胞（如尿道上皮细胞）。在体外大量培养这些细胞，然后用一种生物材料做成膀胱模型。在模型内部，植入膀胱特有细胞；在模型外部，植入肌肉细胞。再把它放回到一个像烤箱一样的装置，6~8 周后，这个人工培养的膀胱就可以被植入病人体内

这些支架使用的是一种生物材料。“它们就像你衬衣上的一片布。”阿塔拉解释。膀胱支架中有少部分是由一种特殊蛋白质制成的，其他部分是由特殊蛋白质和透明质酸的混合物制成的。

7 周之后，医生将加工成的新膀胱植入孩子体内。之后，研究者对这些孩子又追踪研究了四五年，然后，他们在国际著名的医学杂志《柳叶刀》（*The Lancet*）上发表了他们的研究报告。

他们的研究表明，这些人工培养出的作品能和人体自身形成的膀胱一样正常工作。

卢克是在 2001 年进行的膀胱移植手术。2008 年，他成为高中摔跤队队长。2013 年，他大学毕业。之后，他开始从事教育方面的工作。

利用自身的细胞进行培养，或者利用 3D 打印技术，制造从血管到膀胱，再到肾脏等更复杂的固态脏器，再生医学蕴藏着极大的潜力。阿塔拉博士的团队也在尝试制造肢体，不过目前再生医学所能做的是使用这些技术修复肢体的某一部分。“要说替换整个肢体，现在的再生医学还远远未能达到这个水平。这是未来我们希望的，但目前还没能成为现实。”阿塔拉博士说。

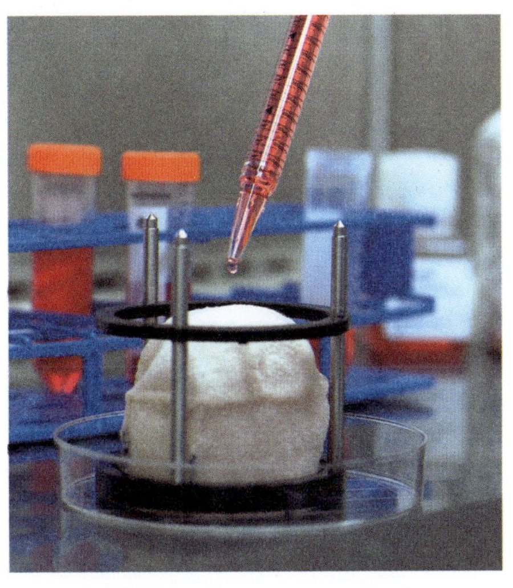

用于制造新膀胱的支架（白色球状物）

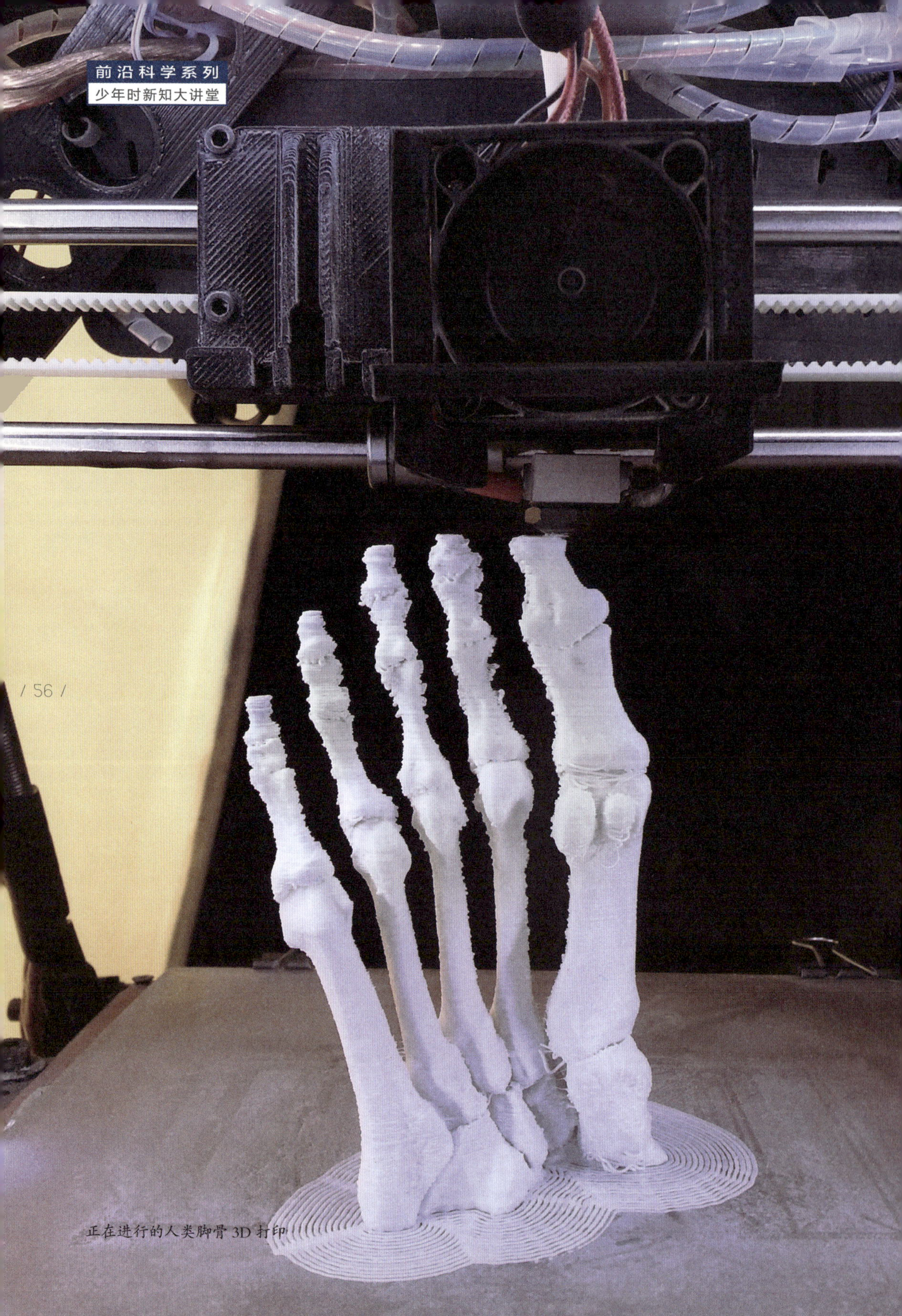

正在进行的人类脚骨 3D 打印

3D 打印器官

固体器官的再生需要用到很多种类的细胞，像心脏、肝脏和肾脏等则更为复杂，因为它们遍布血管。这时，需要想出更有效的办法，比如 3D 打印。

一般打印机是用油墨在纸上一行行打出文字。3D 打印与之类似，但不同的是，3D 打印用的“油墨”是容易黏合在一起的材料，比如塑料和金属粉，打印的过程就是把它们层层堆叠成形。

“打印技术有了大幅度的提高，”阿塔拉博士说，“我们以前是手工制造出可以植入病人体内的组织，现在我们正在尝试用 3D 打印机制造出一模一样的组织给病人进行移植。”

用细胞做“油墨”

在威克弗里斯特研究所，他们使用一种特殊的打印机，这种打印机的“油墨”是活的细胞。

比如要打印肾脏，阿塔拉博士的团队首先从病人的肾脏组织中分离出一小片有再生潜能的细胞，通过细胞培养得到一群活跃的细胞，它们就是 3D 打印的“油墨”。

那么，“油墨”如何变成一个完整的器官？

首先需要一个精确的模型来指导打印过程。这个模型通过计算机断层扫描技术（CT）建立。CT 将器官分成很多横截面进行扫描，然后将各个

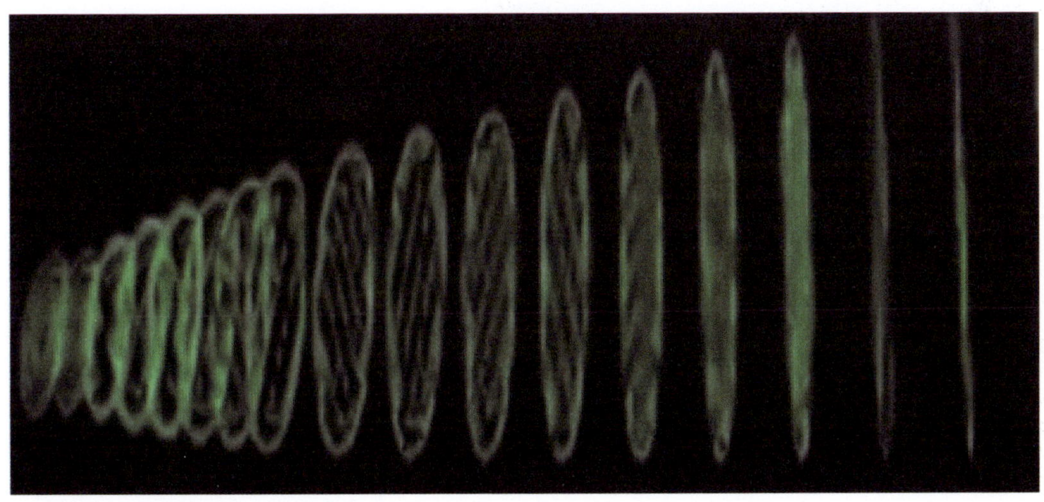

通过断层扫描将器官分成很多横截面

截面的结构再现，因此可以利用 CT 来立体地了解器官内部结构的细节。将获得的一层层的图像信息通过电脑的图像和形态分析以及三维重组的技术进行 3D 重构，就得到了一个跟病人的器官完全相同的立体图像。之后将分析所得的信息再输入 3D 打印机进行打印。

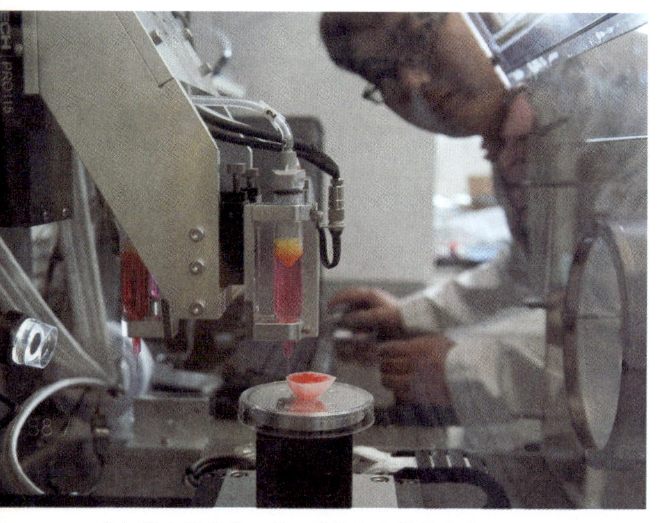

在机器上将器官一层一层的打印堆叠出来

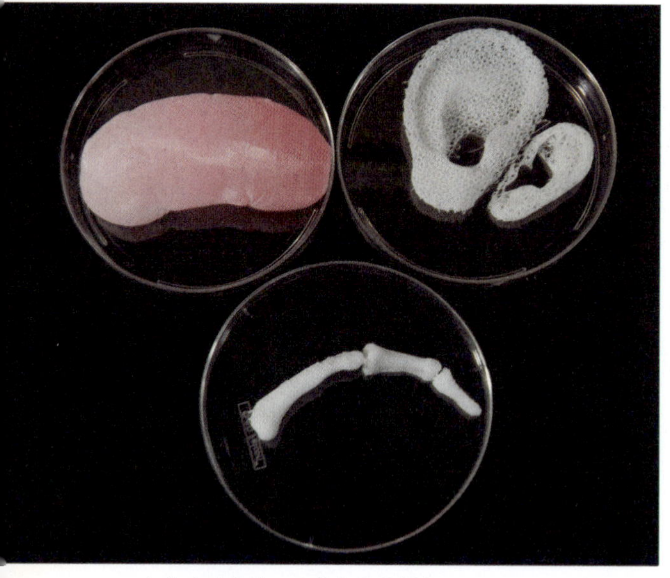

3D 打印出的肾脏、趾骨和耳朵样本

在计算机控制下，3D 打印机将细胞一层叠一层地堆叠打印，每两层细胞之间都有一层水凝胶用来黏合、固定细胞。这样交替重复，直到把整个器官打印出来。之后水凝胶会降解，留下来的就只有器官的细胞了，这些细胞就形成一块完整的器官。

打印一个肾脏大概需要 7 小时，完成后，阿塔拉把这个人造肾脏转移到培养箱中继续培养。没过多久，数百万个细胞就可以相互交流，像器官一样工作。他们发现，3D 打印出的肾脏可以产生类似尿液的物质，这意味着它已经有了部分肾脏的功能。

让器官运转

“从理论上来说，将人工制造的脏器移植给病人是可行的。”阿塔拉博士说，“但直到现在仍然没有成功，因为固态脏器比那些扁平的、管状的或者中空的结构要复杂得多。”目前通过 3D 打印的肾脏还只是实验室研究的模型，离实际应用还有很长距离。

美国路易斯维尔大学的团队也是 3D 打印的先驱。他们要打印的是人类的心脏。由于心脏的结构比较复杂，为了打印出一颗完整的心脏，他们需要一张精准的心脏的 3D 照片——包括心脏内部的各种细胞、组织和血管的分布等，然后按照这张照片完成打印。

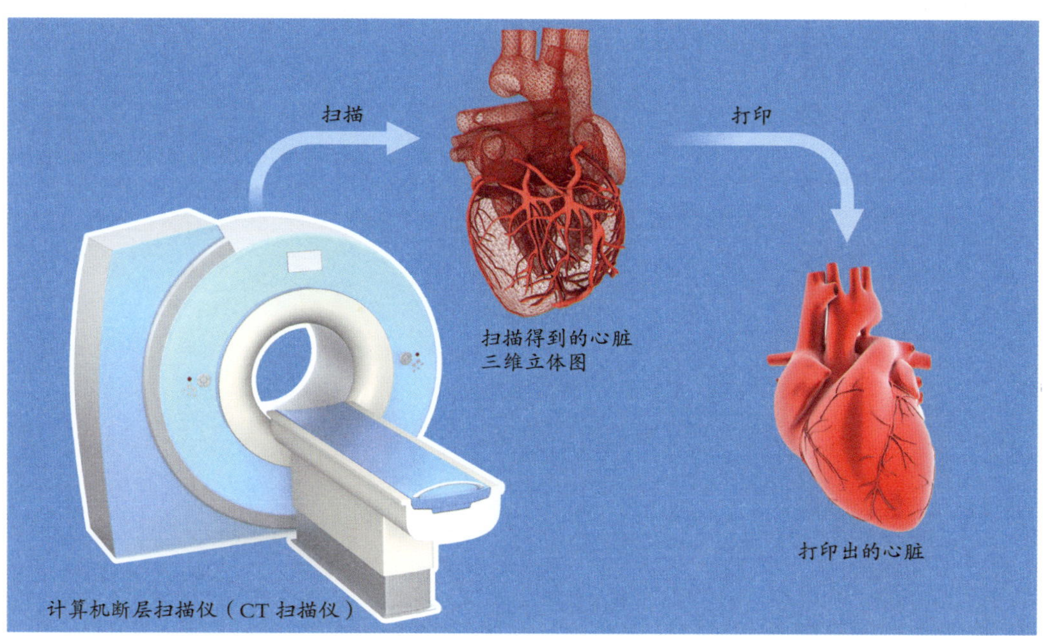

3D 打印心脏的示意图。首先通过 CT 扫描仪得到心脏的三维立体图，计算机会自动将三维图像分解成许多层二维图像；然后打印机按照二维图像将细胞一层叠一层地堆叠打印，并用水凝胶来黏合、固定这些细胞；最终打印出一颗完整的心脏

然而要打印一颗真正的心脏，细胞不仅要将一盘散沙聚为一个整体，还要具备心脏的功能。其中一个非常重要的问题就是如何为内部的细胞提供氧气和养料，因为细胞一旦得不到充足的营养就会死亡。所以，心脏打印最关键的一步就是打印血管（包括动脉、静脉和毛细血管），血管可以为细胞提供养分，并带走废物，细胞就可以持续生长、分裂，直到形成一颗完整的心脏。

澳大利亚悉尼大学和美国哈佛大学的研究团队已经打印出了毛细血管，这是重大的突破。他们先用细小的纤维构建出 3D 支架，接着把含有细胞的蛋白质材料铺在支架表面，待细胞完成生长、分裂，再把支架移走，就得到了毛细血管，完成这个过程只需要不到一周的时间。这种打印出的毛细血管已经具备了一定的血管功能。

虽然人造器官距离临床应用还有很长距离，但对于众多苦苦等待器官移植的患者来说，3D 打印带来了一线希望。目前，科学家已经能用 3D 打印制造出一些三维组织了，比如耳朵。阿塔拉博士的团队也在尝试制造肢体，不过目前再生医学所能做的是使用这些技术来修复肢体的某一部分。“3D 打印器官的最终目标是解决目前移植器官短缺的问题。我们用病人自己的细胞打印器官，这样不会造成移植后的排异，病人也就不需要吃任何抗排异的药物。”阿塔拉博士说。

从“CT”到“DNA折纸术”
——身体透视的未来发展

一名高中田径运动员突然失去知觉昏了过去，但她马上又醒了过来，表示自己没什么大碍。她的父母非常担心，女儿的身体一定是哪里不正常了，怎样才能弄清原因呢？

全身扫描

就在这件事发生后不久，他们看到了一则广告：“透视诊所带来健康福利，全身扫描，及早确诊，尽快治疗。”也许它能帮夫妻俩弄明白女儿为什么会突然昏倒。

透视诊所是一家向未出现明显生病迹象的人们提供全身扫描服务的公司。

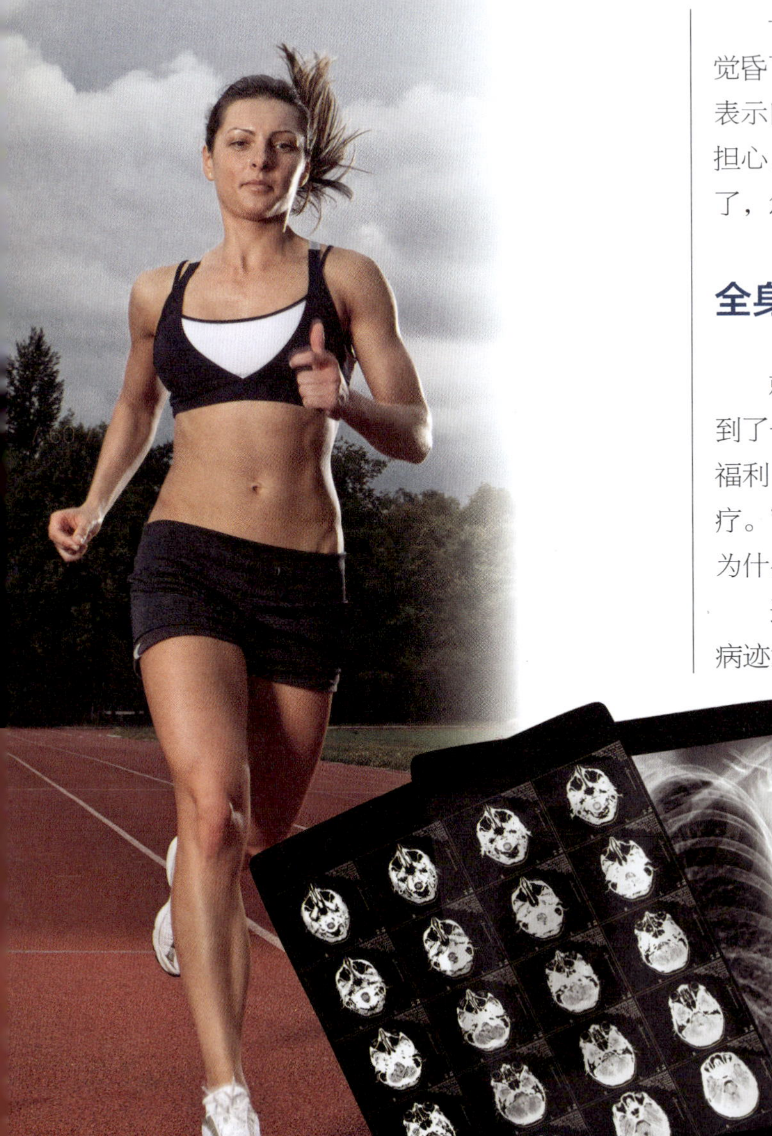

进行全身扫描的是计算机断层（CT）扫描仪，它将计算机技术与X射线技术相结合。常规X射线检查仅能够知道病患病灶的大概区域，并不能清楚地知道准确位置。CT扫描的原理是将X射线管固定在一个可转动

的圆环上，随圆环而转动，从各个角度扫描某个位置，得到不同角度的照片，一圈转下来就可以得到全方位的照片，这些照片可以通过电脑合成一个或多个器官、组织的切面图。它不像 X 射线只对着一个方向扫描，所以 CT 成像不会有死角，精准度很高，通过观察图像可以清楚地知道这个人哪儿出了什么毛病。

得知 CT 扫描有可能弄清女儿为何突然昏倒，这对父母决定带女儿去试试，但女儿拒绝了，她将不愿意接受全身扫描的原因逐一列了出来：

第一，全身扫描并不适用于没出现症状的人做。自己突然昏倒并不意味着身体出现了什么问题。

第二，身体扫描的结果并不总那么靠谱。有时候你身体有病而扫描结果却显示你很健康，相反，你身体明明很健康但扫描结果却说你有病。

第三，由于要生成多个部位、许多层 X 射线照片，之后才能合成完整图像，这就意味着接受检测的人要遭受比较高剂量的辐射，而辐射会增大一个人患癌症的风险。

总而言之，是否要对身体进行长期或多次 X 射线或 CT 扫描，还是应该谨慎选择。女儿觉得自己可能就是身体出了点小状况，这样大动干戈地扫描并不值得，于是决定不进行全身扫描。

不过，父母依然很担心。

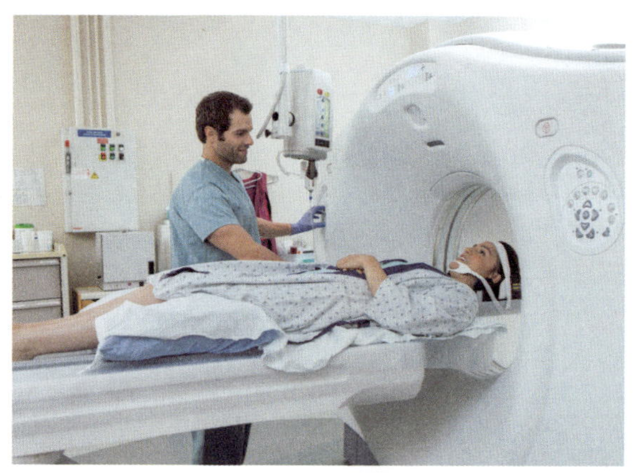

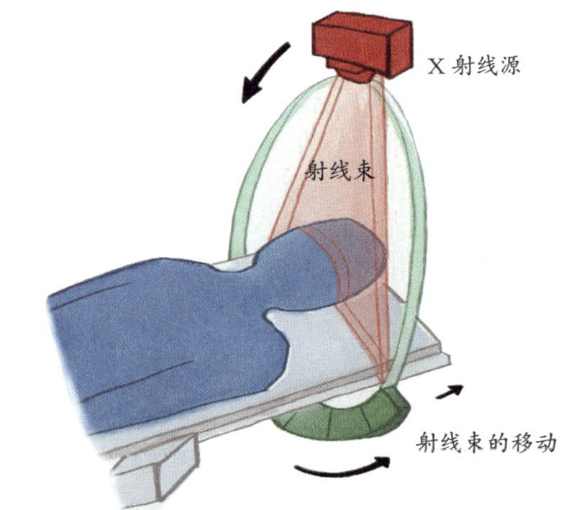

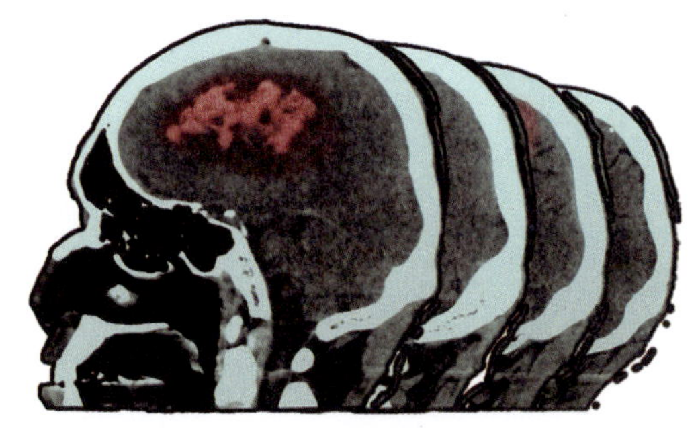

上图是病人正在进行 CT 检测的照片。传动装置将病人的头部置于 X 射线检测圆环内，对检测部位进行全方位扫描。中图是 CT 检测的原理图。随着圆环的转动，从 X 射线源发出的射线束可以从各个角度穿过待检测部位。下图是 CT 扫描得到的脑部断面图像（其中红色的位置表示中风出血的区域）。实际上 X 射线每扫描完一圈，就得到一张某一层的照片，这时传动装置往前移动一个短距离，X 射线又扫描一圈，就得到另一张照片；接下去继续移动，得到若干张照片

透视身体中的水

之后，夫妻俩又发现了一种叫作全身弥散加权磁共振成像的新技术，这种技术不会让他们的宝贝女儿遭受辐射。更棒的是，一个叫作 Giant Strides 的医疗器械公司正在寻找愿意接受检测的志愿者，注意，是免费的！

全身弥散加权磁共振成像是磁共振成像技术（MRI）的一种，MRI 利用强大的磁场和无线电波来探测人体内部。在人体的组成成分中，约 70% 是水，就连人体的骨骼中水的含量也占了将近 30%。MRI 就是通过检测人体水分子中的氢原子状态来观察人体器官的。

就像 CT 检查一样，接受检测的人躺在一个甜甜圈形状的机器中，这台机器能产生不同的磁场，激发人体内的原子，特别是水中的氢原子。它们首先在一个外加磁场的“指挥”下，排列整齐，按磁场方向自旋，当另外的能量以适当频率的无线电波的形式加入到磁场中，氢原子会受到影响，从能量较低的状态跳到高能级状态。当电磁波关闭时，这些“暴走”的氢原

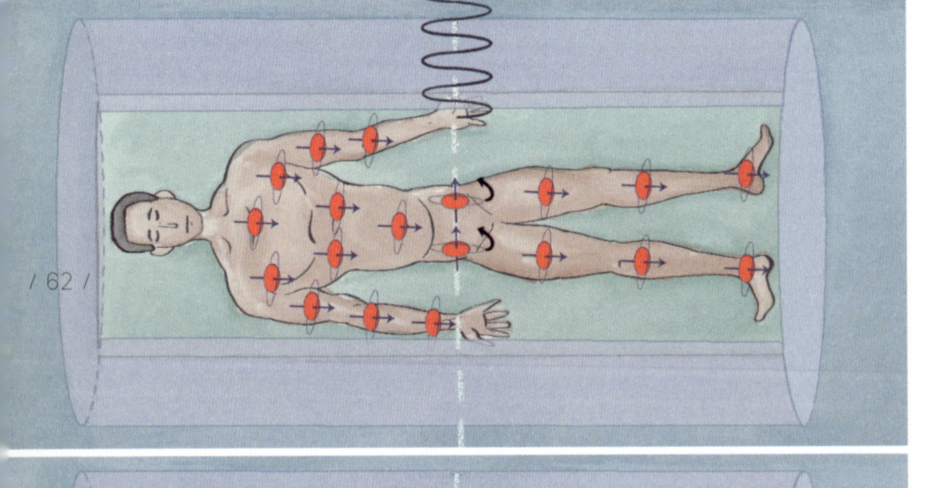

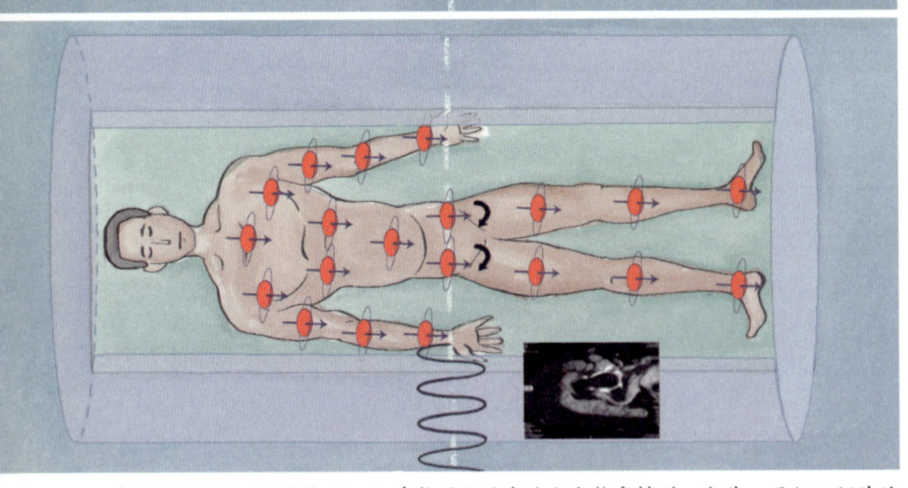

在外加磁场的“指挥”下，全身氢原子的自旋方向整齐排列。当某一层加入额外的无线电波时（上图中间），这一层氢原子方向发生偏转。当无线电波被撤销时，氢原子会回复到原来的方向并释放电磁波（下图中间）。探测器接收到释放的电磁波，就能由此描绘出扫描的这一层的内部结构

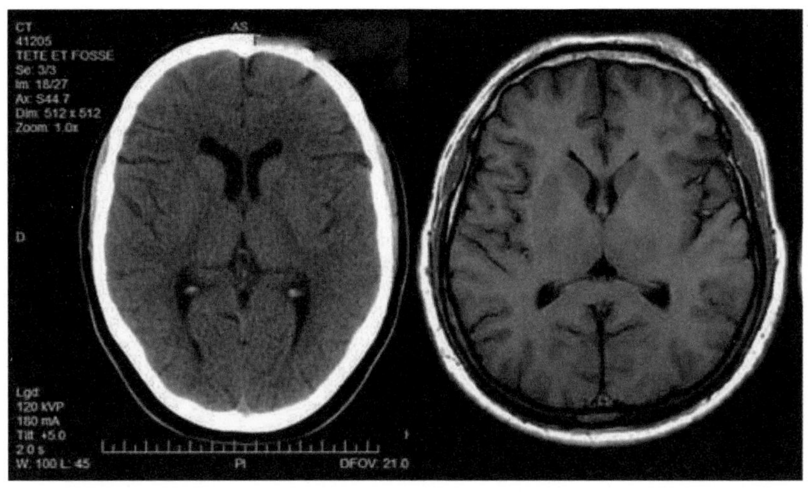

计算机断层成像（CT，左图）与磁共振成像（MRI，右图）的比较可看出，MRI 能很好地描绘软组织

子会跳回到正常状态，它们吸收的能量会以电磁波的形式释放出来，形成信号，被身体问题部位戴的接收线圈侦测接收。由于我们身体各个组织的含水量不同，释放出的电磁波也不同，不同的信号强度将形成切面图像。人体含水量多的部分在图像中会显得很亮，而骨头和肿瘤等就会比较暗，因为它们的含水量少。

这种 MRI 技术可以“照亮”身体内流动的水，并通过计算水流速度来定位肿瘤。肿瘤是非常“稠密”的，所以肿瘤内水的流动是很慢的，正是这种缓慢的水流让医生摸清了肿瘤所在的位置。相比 CT，MRI 对肿瘤更敏感。

于是，这对父母又开始跟女儿宣传，希望她能够去试一试。但是女儿再次拒绝了。她说，虽然她没有人工耳蜗等 MRI 禁忌的东西，但是这项技术的副作用还有待确认，更重要的是，她又没得癌症！她现在基本已经知道自己当时为什么昏倒了。

好吧好吧，看来我们得来点儿“绝招”了——21 世纪的高科技怎么样？

来点儿“纳米汁”吧！

夫妻俩听说了一件有趣的科学发明，是一种与纳米科技有关的十分有前途的应用，名叫“纳米汁”，旨在用非常安全的方式对人体进行全身扫描——至少他俩是这么听说的。

正好，他们认识美国布法罗大学的一名研究员，这名研究员正是这种“纳米汁”研发团队中的一员。

这个团队发明“纳米汁”是为了探究人体内约 7 米长的弯弯曲曲的小肠。小肠位于胃与大肠之间，是食物消化吸收过程的主要场所，也是一些消化系统疾病的发病位置。

事实上，所谓的“纳米汁”其实是一种“饮料”，它含有一种叫作“nanonap”的纳米粒子。Nanonap

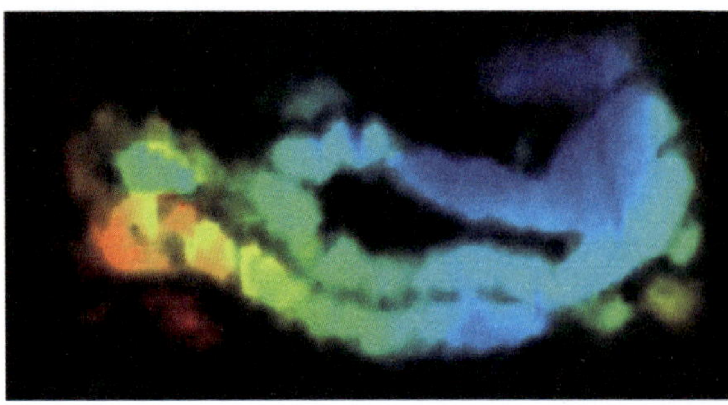

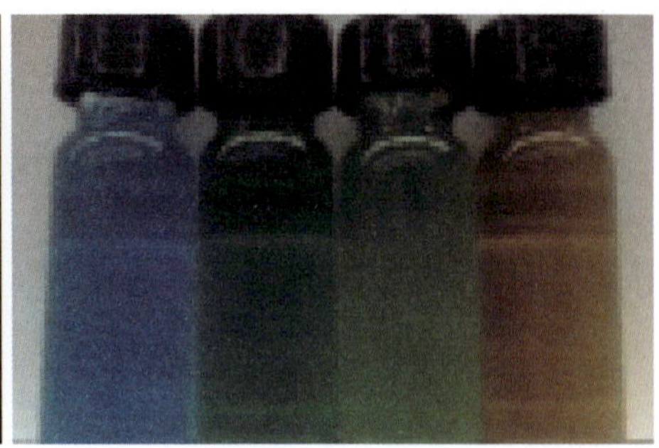

左：在"纳米汁"和光声成像技术共同作用下，小鼠的小肠被照亮了；右：病人可以像喝水一样喝下纳米汁(Credit: Jonathan Lovell, University of Buffalo)

包含一种特殊的染色分子，一个人喝下"纳米汁"，它们就被带到了小肠。

由于这种染色分子可以吸收大部分近红外光，研究员可以用光声成像技术（Photoacoustic Tomography，PAT），通过测量脉冲激光照射产生的压力波，可重构出检测部位的图像。

光声成像技术可以实时显现小肠摄入的食物，这是许多旧式人体扫描仪没有办法做到的。通常的小肠影像检查，医生会让患者喝下一种名叫"钡餐"（硫酸钡）的稠密的白色液体，然后进行 X 射线检查，或是利用 MRI、超声波等进行成像。但如果一个器官正在工作，比如正在消化食物或者正在供血，上述三种传统方法所采集到的图像就会模糊不清。

"这项技术确实很酷！"女儿说，"但我还是不会接受这项测试的。"到目前为止，这种"纳米汁"只在小白鼠的身上试验过，她说她可不是实验室里的小白鼠。

DNA 折纸术

那咱们试试 DNA 折纸术吧！这项技术将科学实验和中国传统折纸工艺有机结合起来。这对父母坚持要让女儿试试这项技术，他俩确信 DNA 折纸术绝对能弄清楚女儿的身体到底出了什么问题。

DNA 折纸术的目标就是要建造一批"纳米猎犬"，让它们发现人体出问题的位置，然后将这些信号回传给医务人员。这些"纳米猎犬"以 DNA 单链形式出现，可以折成剪刀、镊子等多种结构，一个剪刀臂长约 170 纳米，附着在不同的单分子目标上，成为分子传感器。

例如，一个 DNA 折纸"钳子"可能带有在体内寻找某种蛋白质或金属的指令。当它找到目标时，就会立即合上"钳子"，牢牢地将自己固定在目标上。又或者，当 DNA 折纸"拉链"接触到目标后，它便会按照指示关闭拉链。

也就是说，DNA 折纸纳米机器

人找到目标后，它们的形状就会随即发生变化，“钳子”会合上，“拉链”会关闭。这种形状上的变化会产生信号，信号可以通过原子力显微镜进行监测，随即产生图像，提醒医务人员已发现问题。

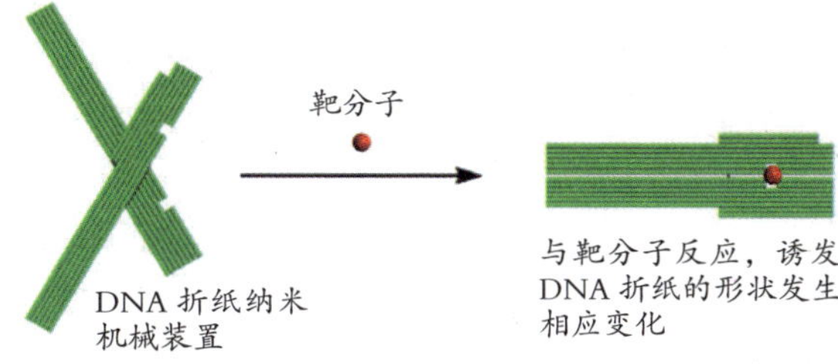

DNA 折纸与靶分子反应的示意图

这对父母尤其想让女儿试试 DNA 折纸“剪刀”，他们希望它能直接“剪掉”让女儿突然昏厥的病变组织。但这一次，女儿还是拒绝了。

她坚持说，她不需要做 CT 或者 MRI，也不需要喝“纳米汁”，更不需要让纳米“剪刀”“钳子”或“拉链”等乱七八糟的东西在自己的体内瞎鼓捣。说到底，她需要的只是吃一点儿点心而已，如果她的父母早点儿听她解释就好了。

她当时突然晕倒的原因不过是饿了，其实就是血糖太低惹的祸！

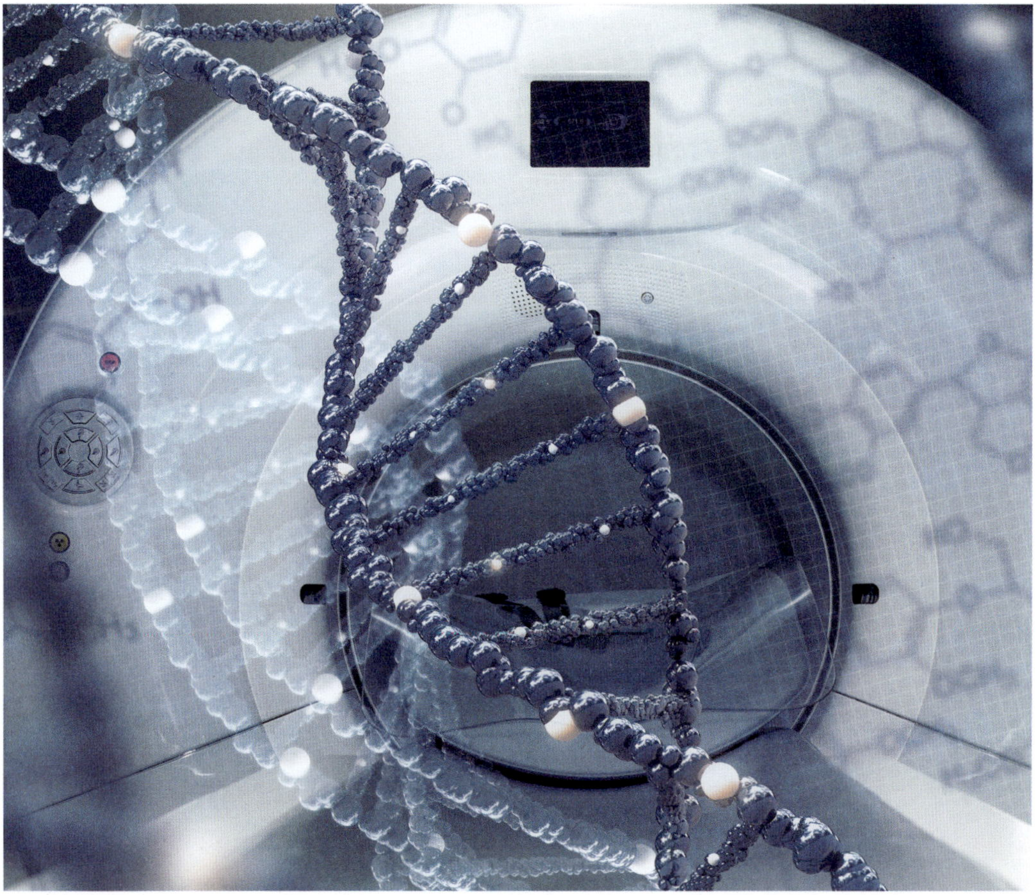

可以进入身体的纳米机器人外科医生

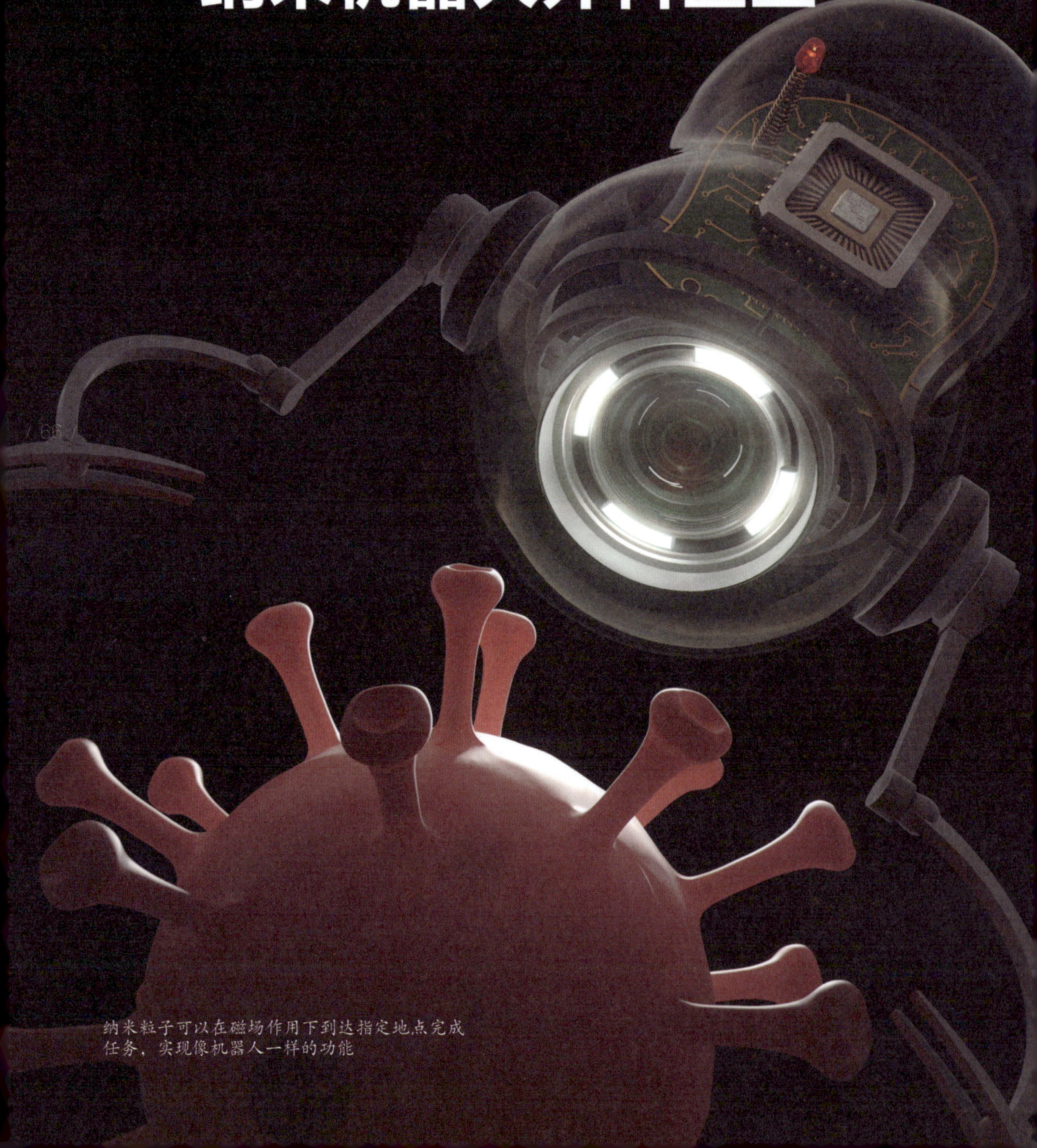

纳米粒子可以在磁场作用下到达指定地点完成任务，实现像机器人一样的功能

一名苏联科学家的脑血管遭到间谍破坏，危在旦夕，五名美国医生连同他们乘坐的密闭快艇一同被缩小，进入科学家的血管为其进行手术。在变回正常体型的那一刻，他们惊心动魄地从眼角的泪腺中冲了出来。这是 1966 年科幻影片《奇幻之旅》（Fantastic Voyage）的情节。不过，让“外科医生”进入人体完成手术这样的假想在纳米时代将成为现实。

超微型医疗队

在一个小小的茶匙上，挤着几十亿个纳米机器人（即纳米粒子），只有在专业显微镜下才能看到它们。虽然极其微小，它们却是一支配足药物的医疗部队，可以穿过细胞膜，把药物运进去。它们将被派往人体最纤弱的部位——血管、心脏和大脑，极其精准地递送药物、实施手术……

“一旦发现有瓣膜发生故障，它们就用随身携带的小刀把它切掉。”物理学家理查德·费曼（Richard Feynman）说。1959 年，他在一次题为“底层还有大空间”的演讲中提出“终有一日你会吞下外科医生”这样的假想。

这一假想将由纳米技术实现。纳米技术就是在纳米级别上展开的研究。1 纳米是 10 亿分之一米，相当于一颗小石子与地球对比的大小。一个分子中碳原子之间的距离为 0.12 ~ 0.15 纳米，一个双螺旋结构的 DNA 的直径大概是 2 纳米，最小的微生物支原体的长度约为 200 纳米。纳米科技的定义长度在 1 ~ 100 纳米之间。当物质结构微小化时，一些不同寻常的属性就展现出来了。在纳米级别下，不透明的铜会变得透明，平时稳定的铝会变得易燃，不溶于水的金会变得可溶。通过对物质微观结构的属性的重新认识和开发，纳米科技又衍生出纳米电子学、纳米力学等，其中纳米医学也是应用的热点。

瑞士苏黎世联邦理工学院的

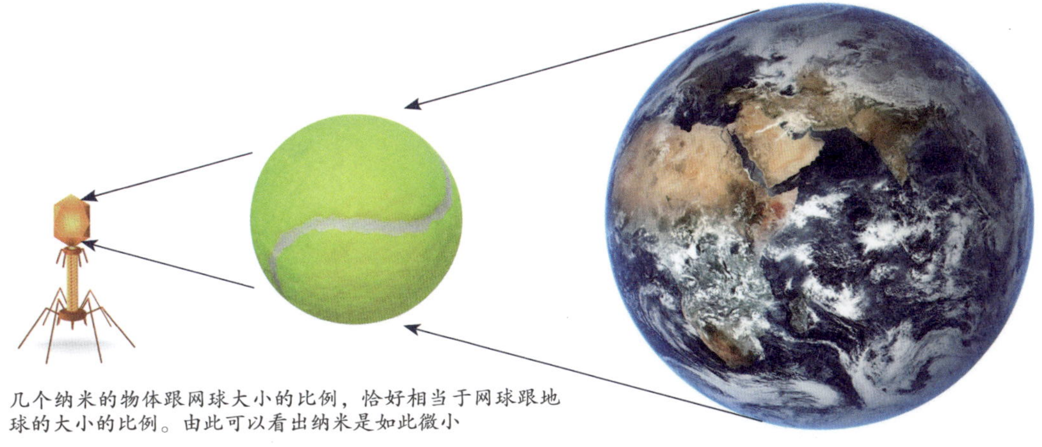

几个纳米的物体跟网球大小的比例，恰好相当于网球跟地球的大小的比例。由此可以看出纳米是如此微小

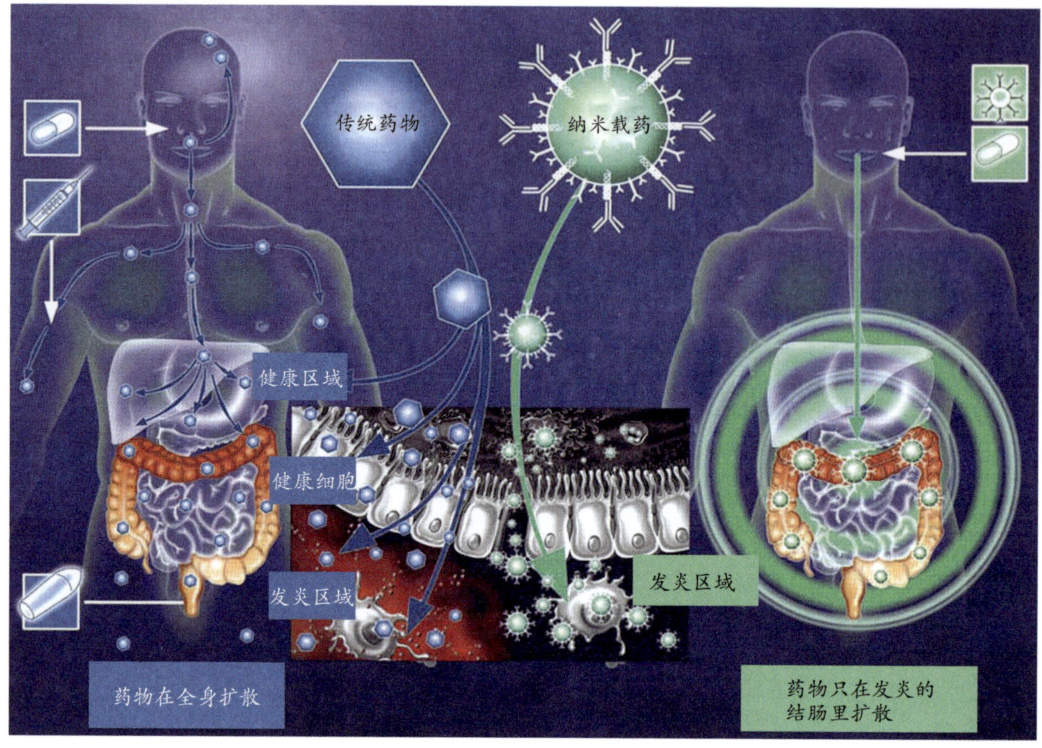

传统药物（左边）进入人体后，一般会遍布全身；而纳米粒子可以携带药物直达患处而不涉及身体的其他部位

机械工程师布拉德·尼尔森（Brad Nelson）和他的团队已经研究纳米机器人十多年了，他们计划“纳米机器人在外部磁场的指挥下进入人体并完成治疗”。

在进行眼部测试时，这些纳米机器人穿过了玻璃体（眼球内的透明胶状物），向视网膜递送药物。它们因而可以治疗一些眼部疾病，如可能导致失明的老年性黄斑退化。

利用导管技术，纳米机器人可以进入一些常规方法难以到达的位置，比如大脑、小肠和尿道。因此，纳米机器人也被奉为治疗癌症的最佳武器。

纳米天赋异禀

纳米粒子的工作方法很简单。“它们能在表面或者内部携带一种药物，药物能杀死癌细胞。”米歇尔·布拉德伯里说，她是纽约斯隆·凯特林癌症纪念中心放射科的副主治医师，“它们被注射到血管之后，会随着血液的流动移到癌细胞处，并在癌细胞内聚集，然后杀死癌细胞。而且，未来纳米粒子或许可以携带不止一种药物，并能直接瞄准癌细胞。”

纳米粒子之所以能有效治疗癌症，得益于它们的尺寸。“我们使用的许多纳米粒子都小于300纳米，”

阿尼尔·索德说，“但也有一些相对较大的粒子。”索德是美国安德森肿瘤中心的妇科学和癌症生物学教授。

纳米粒子可以有不同的形状和尺寸，可以由不同类型的材料制成。“金纳米粒子是一种表面覆盖有金的颗粒”，布拉德伯里博士说，“它们可以携带药物到达肿瘤，也可以通过加热的方式直接杀死癌细胞（金纳米粒子变热后能灼烧癌细胞）。”由于具有特殊的物理及化学性质，贵金属很容易被塑造成完美的“运输工具”，用来将药物带到癌细胞处，并帮助医生判断出体内癌细胞的位置。

不过，在实际应用中，“我们会选择那些生物相容的或者可生物降解的纳米粒子，它们通常都不是金属的。”索德介绍。

这些金属之外的材料包括二氧化硅、碳或脂质体等。比如，超小型硅纳米粒子，尺寸和蛋白质分子差不多，是很理想的、无毒性的药物载体。它可以选择性地将一种或多种药物带入癌细胞。这些药物可能会附着在硅纳米粒子表面，也可能位于内部的孔洞里。当硅纳米粒子进入肿瘤组织后，它所携带的药物就会释放出来，杀死癌细胞。由于硅纳米粒子非常小，可以通过肾脏被排出体外。

还有一种叫作脂质体的脂肪类纳米粒子已经进入临床试验。另外，还有多糖类纳米粒子，比如壳聚糖。索德说：“它们作为抗癌药物的运输工具是非常安全的，同时，也可以突破一些药物的使用限制。”

现在许多种纳米粒子已经在临床试验中用于治疗乳腺癌、皮肤癌、膀胱癌、前列腺癌及其他种类的癌症。“未来，我们希望能找到纳米粒子和抗癌药物的最佳组合来治疗所有癌症。”布拉德伯里博士补充道。

确保纳米粒子更聪明

许多药物很难进入癌细胞，“但借助纳米粒子，药物很容易被细胞捕获。”索德说。许多种类的纳米粒子之所以能到达癌细胞，首先是因为肿

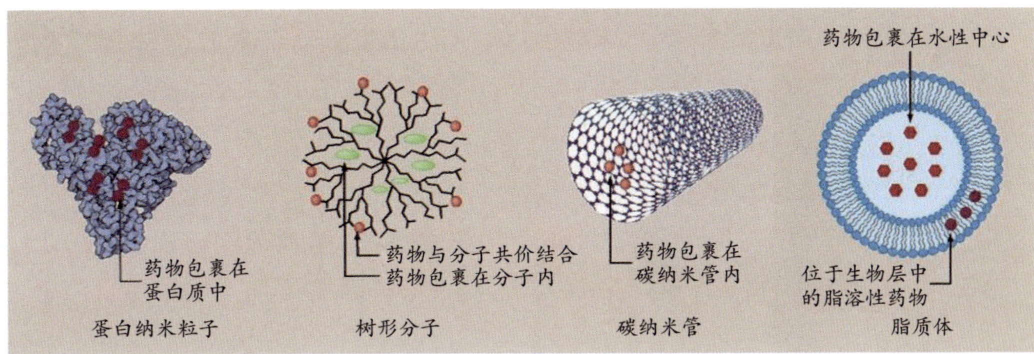

药物能装载在各种纳米载体中

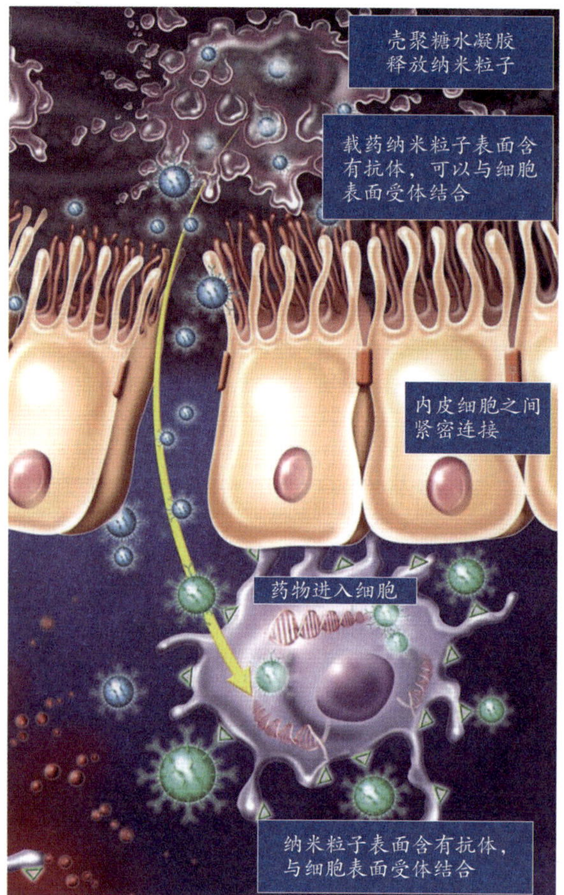

壳聚糖水凝胶释放纳米载药粒子，纳米粒子附着在细胞表面受体并将药物注入细胞

瘤内的血管有一些“缝隙”。这意味着，通常情况下不能穿过血管内皮细胞的物质，可以轻易地穿过肿瘤内的血管。

其次，纳米粒子还能将自己附着在癌细胞上。“它们可能附着在细胞膜上，也可能附着在癌细胞表面的受体上。”索德说。

由于癌细胞的表面比正常细胞的表面特殊，科学家在纳米粒子表面装饰了一些可以识别这些特殊位点的抗体，因此癌细胞很容易被纳米粒子瞄准，而且纳米粒子只会进入癌细胞。“这也就是为什么我们可以利用纳米粒子来实现药物靶向运输的原因。”索德解释道。

还有一些纳米粒子能将特殊蛋白质运输到癌细胞里，这些特殊的蛋白质在细胞核里聚集，造成癌细胞死亡。研究者还将对光敏感的物质运输到肿瘤里，这些物质能发射红外线，肿瘤里的血管因此会更容易穿透，这也会帮助载药纳米粒子进入肿瘤。

未来，我们可以将一种特殊的纳米粒子（NBTXR3）注入肿瘤，再用X光轰击纳米粒子产生电子来消灭癌细胞。通过使用这些纳米粒子，科学家希望提高放疗的效果，同时不伤害周围的健康组织。

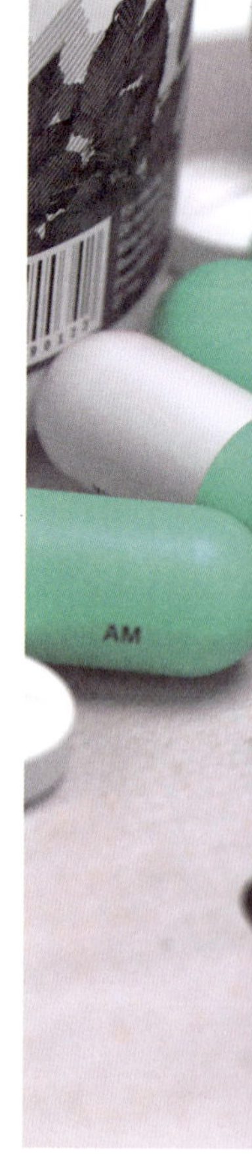

隐患

尽管这些研究看上去充满希望，但还有许多问题需要解决。“最大的问题在于，纳米粒子携带的药物，对正常的组织细胞来说，可能是有毒的，”布拉德伯里博士说，“而且如果纳米粒子

尺寸较大，它们需要很长的时间才能被人体代谢掉，这可能会引发严重的中毒反应。纳米粒子还有可能陷入组织细胞中无法排出体外。”

纳米粒子对人体的损害程度取决于它的种类。“比如，带有强正电荷的纳米粒子会对人体肺部或肾脏造成损害，诱发免疫系统某些部分的不良激活，例如补体，”索德说，“不受控制的补体激活会损害体内的健康细胞。另外，由于这些纳米粒子带电荷，在它们进入细胞后，还有可能导致炎症等副作用。”

“医生应该首先选择使用最小剂量的药物来治疗肿瘤，如果有必要，再慢慢增加剂量，”布拉德伯里博士建议道，“任何纳米粒子在用于人体之前，都需要先用动物进行试验研究。”

另外，科学家还要有一套预案，以防癌细胞一旦学聪明了，不再吞下这些纳米粒子。未来的癌症治疗还存在许多挑战，我们需要找到方法，以确保癌细胞不会比能摧毁肿瘤、拯救生命的纳米粒子更聪明。

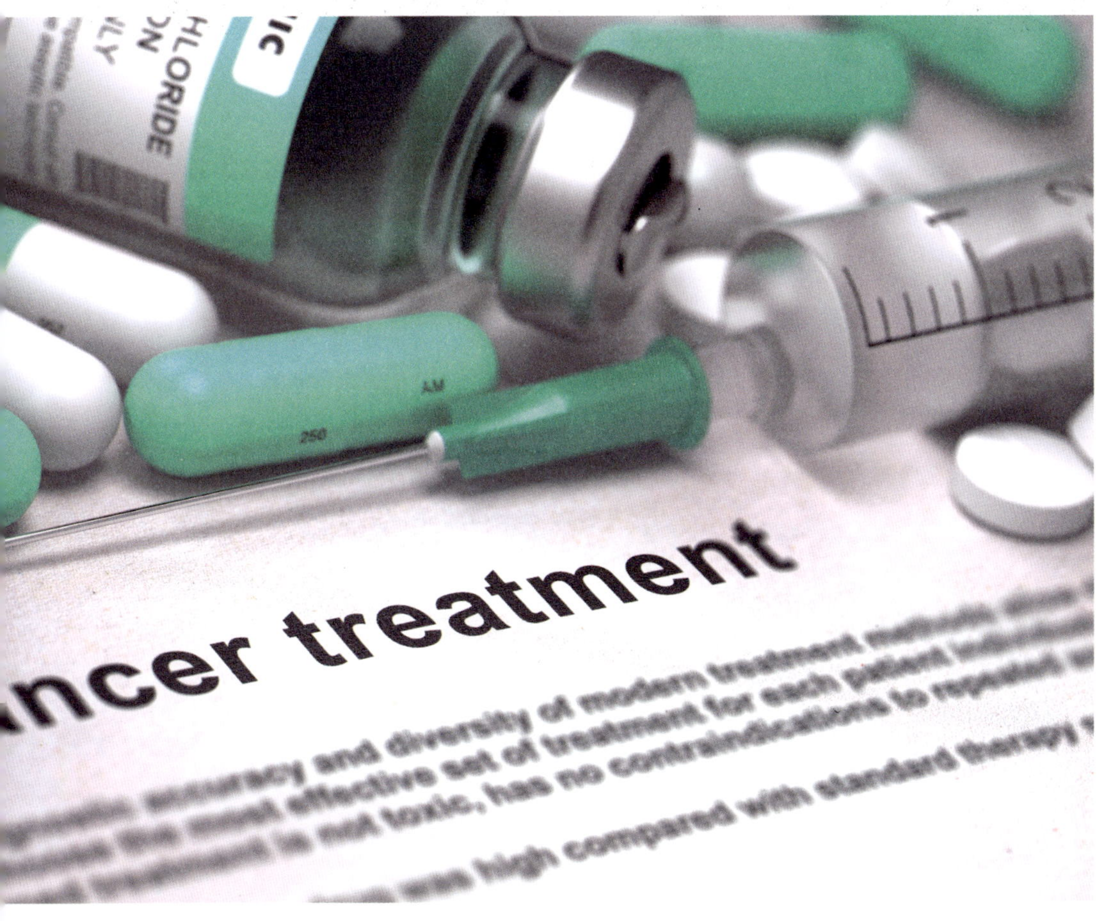

小多特约小记者唐安雅对美国加州理工学院材料科学家茱莉亚·格里尔进行了一次采访。茱莉亚是纳米技术的权威，纳米医学是纳米技术应用的一个重要方面，安雅对此也有很多感触，于是写下本篇文章。该文章已经这位科学家审核。

纳米技术的医学设想

最近，我采访了纳米技术领域的专家茱莉亚·格利尔，了解了很多有关纳米技术的知识。和她的访谈让我大开眼界，那是一个我无论如何都想象不到的奇妙世界！

除了从这次专访中汲取营养，我还对这个课题做了一些深入研究。

现在，我将试着为你们——和我（11 岁）差不多大的同龄人，讲述纳米技术在医学方面的影响。说不定我们中的哪一位在不久的将来会成为一名杰出的科学家，将今天的设想变成明天的现实！

设想一：纳米机器人

如今，医学界的热门话题之一便是将超小的纳米机器人直接放入人体进行治疗。事实上，美国辛辛那提大学已经在这个领域取得了一些重大突破。时东陆教授的科研团队发现，光热疗法对癌症有很好的治疗效果，因为以氧化铁为主要构成元素的纳米粒子可以在癌细胞内部聚集热能，从而摧毁癌细胞。

美国伊利诺伊大学的研究还证实，可以用凝胶纳米粒子将药物送至受损的脑组织。纳米技术在医疗领域的另一构想是纳米机器人外科医生。病人吞下纳米机器人外科医生后，它能进入体内切除功能异常的心瓣膜。

设想二：人造骨

纳米技术还可以帮助人造骨骼生长。专访时，茱莉亚教授谈到她们一直致力于“创造一些让骨细胞能够在上面繁殖、生长并最终形成骨组织的

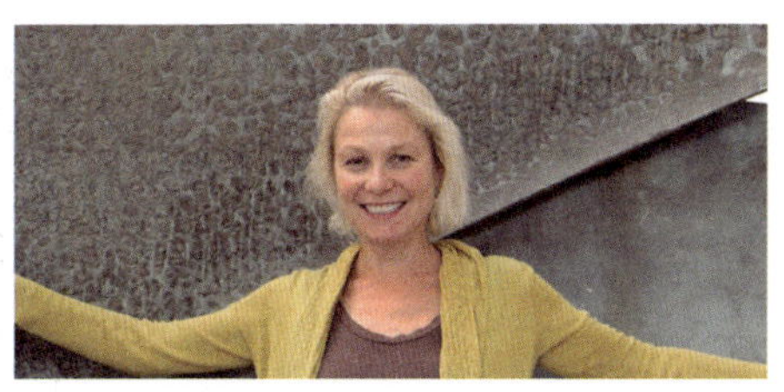

茱莉亚·格里尔（Julia Greer）主要研究纳米科技，她研发的纳米材料有望用于未来的太空探索。她在接受安雅访问时提到，她的一个团队正在研究人工骨的生长，如果这一设想能够实现，未来就可以把这种骨植入病人体内，骨会自行生长。是不是很酷？

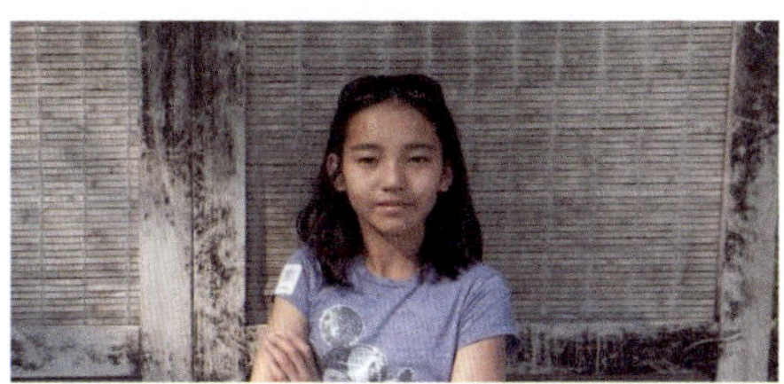

唐安雅（Anya Tang）是个超能读书的小孩，天生喜欢人文科学，酷爱借阅文学、历史、传记类的书。她现在正在以每星期十几本的速度读书，连老师也在为她的阅读出谋划策，建议她可以多读些非小说类（nonfiction）书。她现在对科学书也是看得津津有味的呢。

3D 纳米支架”。某些纳米复合材料非常适合人造骨骼的生长，因为它们不会危害人体健康，可以生长为身体的一部分，而且还能保持自身结构的完整性和稳定性。

如何让骨骼进入身体呢？方法之一是向体内特定部位注射一种可生物降解的水凝胶。水凝胶 90% 以上由水构成，极易被人体吸收，它有着和天然组织一样的灵活性。当它变硬后，就可以把需要固定的地方固定住。如果这个构想真的实现了，就能用来治疗不那么严重的创伤，例如骨折。想象一下：你正兴高采烈地做着自己最喜欢的运动，突然间，“咔嚓”一声，你狠狠地摔倒了！然后你被告知手肘处的骨头折了！以现在的医疗技术，医生会打开你的手臂，将里面摔碎的骨片和碎屑取出来重新拼在一起，再塞回你的手臂。想想就疼！而且你的手臂上肯定会留下一道难看的疤痕。幸好有纳米技术。

设想三：纳米针管

纳米技术改进医学治疗手段的另一杰作是针管。某些疾病如糖尿病患者需要每天注射药物，有时一天可能需要注射四次之多！想象一下注射时的疼痛以及密密麻麻的针孔吧！假如我们能够造出比皮肤毛孔还细的针，注射时就不会觉得痛了。

更多想象

利用纳米粒子还能提早诊断传染性疾病，这是纳米技术对医学领域的又一重要贡献。纳米粒子会通过血管游走，附着在任何有感染迹象的分子上。这样一来，医务人员便可以很容易地诊断出病人患有何种传染性疾病了。

说到这儿，你已经了解了许多有关纳米医学的知识，然而，这只是它神奇用途的一小部分。正如我在文章开头所说的，纳米技术在未来的应用前景广阔。有了纳米技术，医学领域的进步将不可估量！可以毫不夸张地说，纳米医学就是医学的未来！

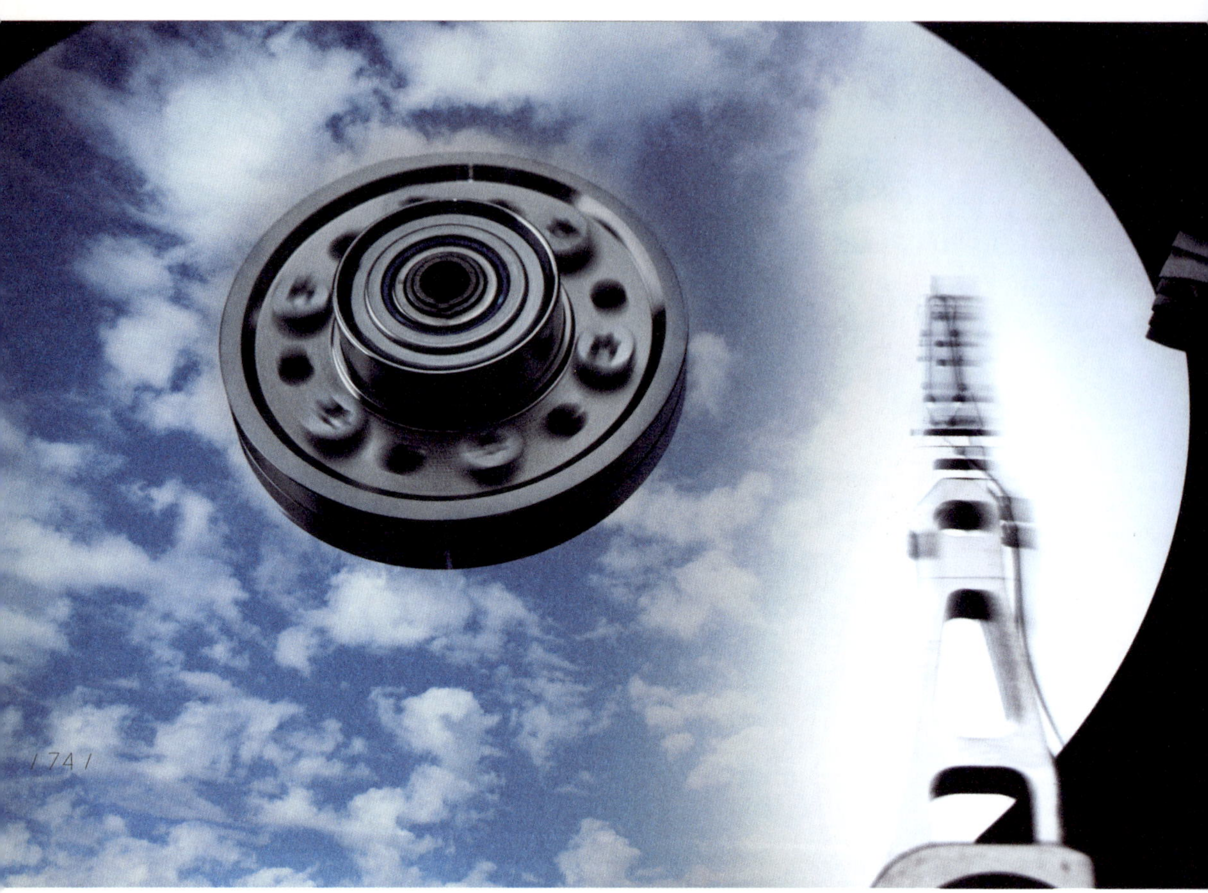

大数据下的精准医疗

2011 年，在美国斯坦福大学附属儿童医院发生了一件看起来不起眼的事，但是却让我们看到了未来医疗中“大数据”的力量。

医院收治了一位病危女孩，这位女孩患有系统性红斑狼疮，这是一种让免疫系统混乱的罕见疾病，一般医院好几年都碰不上一例。让医生最为担忧和犹豫的是：该疾病不仅会引起肾衰竭，还会有血栓的危险；但是，如果注射阻凝剂，又可能会造成内脏出血。

幸运的是，该医院的詹妮弗·弗兰科维奇（Jennifer Vrankovic）医生建有一个计算机数据库，里面存储了大量红斑狼疮病人的数据，包括病人的各种体检报告、血栓现象的概率以及治疗方案，甚至是治疗后十几年的病历资料。而且这些资料完全数字化、电子化，几秒钟内就可以调取出来。弗兰科维奇医生对这些病例数据进行了分析，确定了为病人注射阻凝剂的方案。结果，这个女孩没有出现凝血反应或因采用抗凝血治疗引起的任何不良反应。

在这个医学案例中，出现了一些以前的医学实践没有的新思路和新技术。例如：

★数字化、电子化的医疗记录和健康记录；

★类似病例的专家数据库；

★对病人的个性化治疗，同病不同治；

★充分利用互联网的强大功能，实现“互联网＋医疗”。

这些初见端倪的技术，将引发未来医学翻天覆地的变革。这场变革最显著的特点就是“大数据”：大量的健康和医疗数据存储在共享的互联网数据库中，医生甚至病人可以通过对这些数据的查询和分析，得到自己想要的答案。在这里，数据意味着健康，数据意味着对疑难杂症的解答。

“大数据”的“大”

功能性磁共振的每幅影像包含 5 万像素值。

基因数据是非常庞大的存在，一个人一次全面的基因测序，产生的数

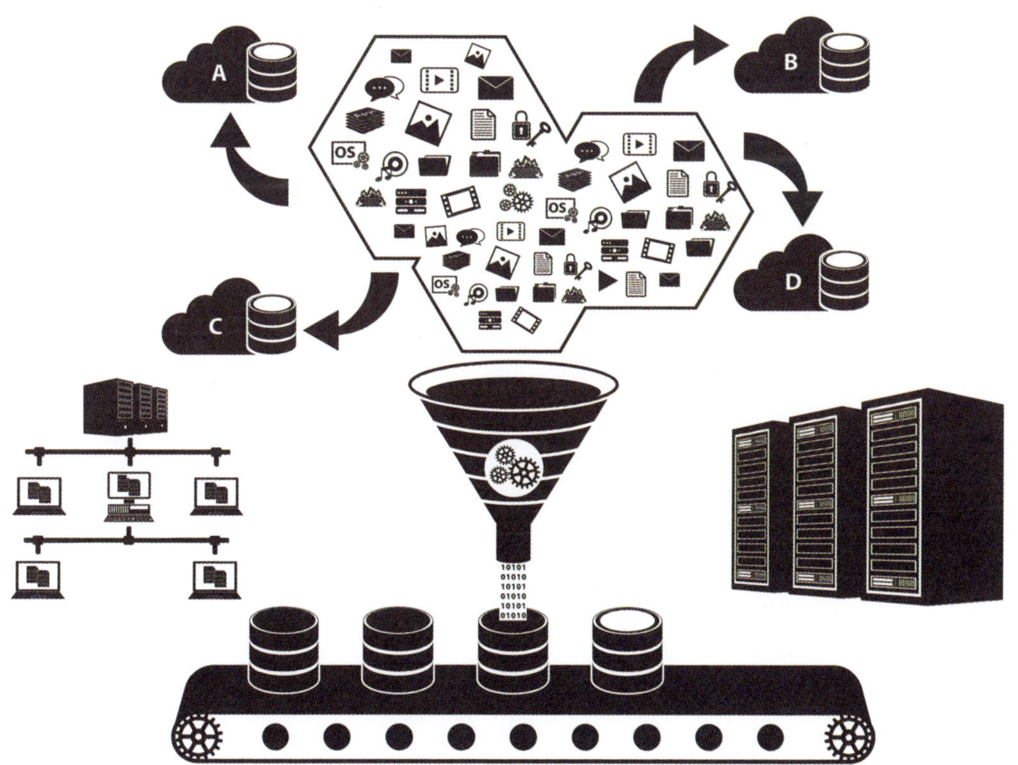

据量可达 300GB。

更多人的医疗数据意味着更庞大的信息存储量。

“大数据”首先是“大”。

据统计，从 20 世纪 80 年代开始，每过 40 个月，世界上储存的人均科技信息量就会翻倍。

2012 年，每天有 2.5 EB(Exbibyte) 的数据产生。

2014 年，每天有 2.3 ZB(Zettabyte) 的数据产生。

ZB 是一个什么概念?

现在电脑硬盘的容量都以 GB（Gigabyte），或者 TB（Terabyte）为单位了。1GB 的容量可以储存约 5.4 亿个汉字，或者将近 200 张数码相机拍摄的高清照片，或者 200 多首长度为 5 ~ 6 分钟的 MP3 歌曲。

那么 GB 和 TB、EB、ZB 的关系又是怎样?

1 ZB=1024 EB

=1024 × 1024 PB

=1024 × 1024 × 1024 TB

=1024 × 1024 × 1024 × 1024 GB

1ZB 大致等于 10 亿台硬盘容量为 1TB 的电脑的容量。

有报告显示，2011 年美国的医疗健康系统数据存储量达到了 150 EB。“Kaiser Permanente”是一个在美国加州发展起来的医疗健康网络系统，有 900 万会员，2013 年拥有 26.5~44PB 的电子健康记录。照目前的增长速度，ZB 量级会很快达到。

“大数据”其次是杂。

“大数据”的来源纷繁复杂，存储格式千式百样。有的来自手表，有的来自马桶，有的来自实验室；有的来自你常去的医院，有的来自你旅游时看急诊的外地医院；有的来自手机软件，有的来自医院的专用系统。“大数据”是个时髦的字眼，也是个难干的活儿。光处理这些格式繁杂的数据就是一个大挑战。

“大数据”还非常快。

这个快，反映在数据的产生及变更的频率上。各种健身、健康可穿戴设备的出现，使得血压、心率、体重、血糖、心电图等的实时监测变为现实，信息的获取和分析的速度已经从原来的按“天”计算，发展到了按“小时”“秒”计算。

谷歌预测流感

2009 年 2 月，谷歌公司的研究

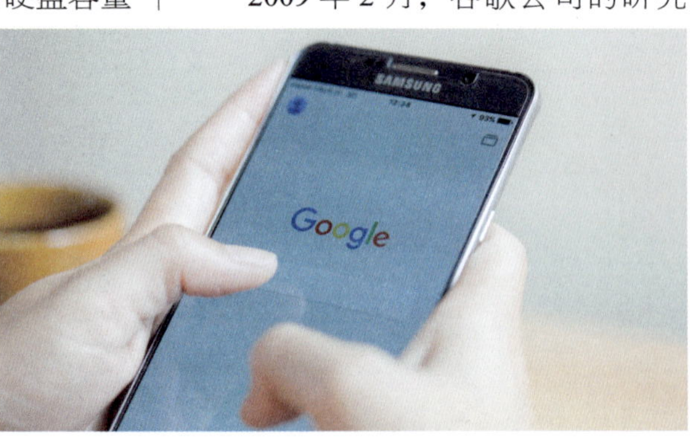

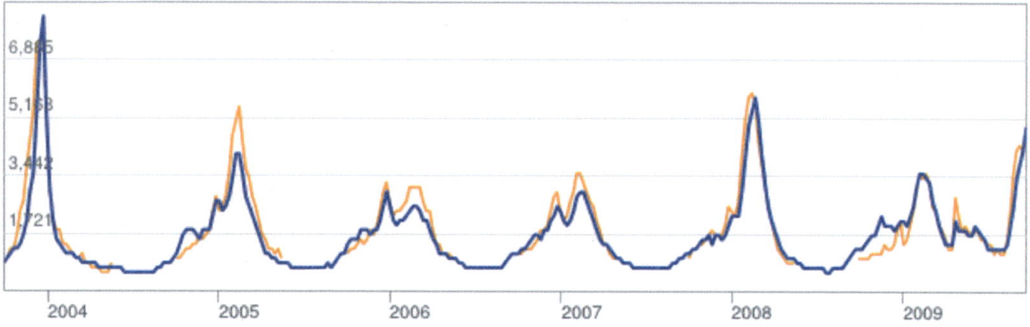

谷歌对流感的神预测：蓝色是预测，橙色是后来的实际统计

人员在《自然》杂志发表了一篇论文，准确预测了季节性流感的爆发，在医疗保健界引起了轰动。

一个互联网搜索引擎公司是怎样跨界和医疗搭上关系的呢？

作为一家搜索引擎公司，谷歌记录了互联网用户的一举一动：什么时候访问了哪个网站、搜索了什么关键词。谷歌认为，搜索流感信息的人数与实际病患人数之间存在密切关联。比如，流感爆发时，“头疼”“感冒”等关键词成为当地用户热门的搜索词条。人们搜索这些词条，或许是因为感到不舒服，或许是因为听到别人打喷嚏，或许是阅读了相关的新闻后感到焦虑，或许可能没有任何理由。但是，谷歌不着眼于探究这种因果关系，而是从相关性的角度出发，预测一个持续发展的大方向。

谷歌开发了分析算法，利用谷歌的超级计算机资源进行分析计算，对2003—2008 年的 5000 万最常搜索的词条进行“大数据”“操练”，发现某些搜索词条的地理位置与美国疾病预防和控制中心的数据相关。通过汇总用户与“流感”的相关搜索记录，预测出世界上不同地区的流感传播情况。

2009 年，甲型 H1N1 流感爆发前的几周，“谷歌流感趋势”成功地预测了流感在美国境内的传播，其分析结果甚至具体到特定的地区和州，并且非常及时。这神一样的预测，令公共卫生官员倍感震惊。因为以往，美国疾病预防和控制中心要在流感爆发一两周之后才可以做到这些。

谷歌在医疗界打响了名头，虽然之后的预测也并不是完全正确，但基于“大数据”的流感趋势预测这一新兴的技术已开始进入人们的视野。

最近，谷歌公布了一个名为 Baseline 的医疗健康项目，用“大数据”来预防癌症。

为了完成这一项目，谷歌将匿名搜集 175 人的基因和分子信息，

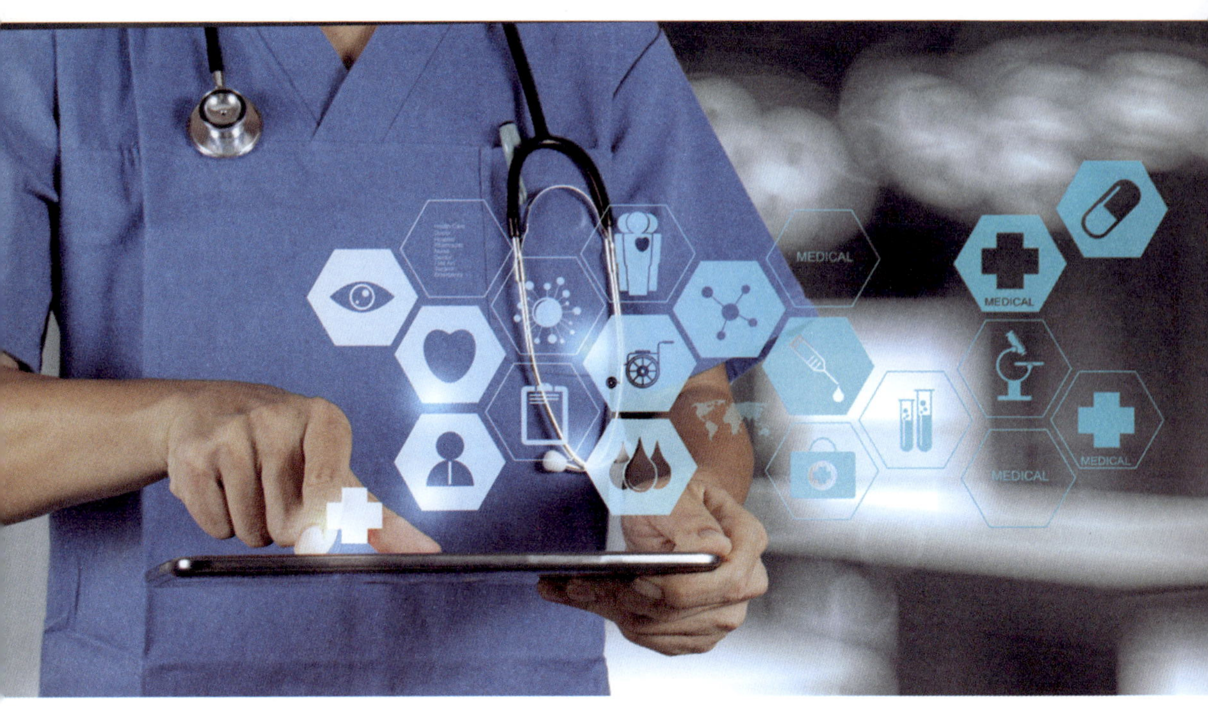

之后还会再搜集数千人的相关数据。搜集的数据涉及尿液、血液、唾液和眼泪等体液情况，还包括参与者的整个基因组、父母的遗传史信息以及他们如何代谢食物、营养和药物，在压力之下他们的心跳速率等信息。

搜集到这些数据后，谷歌将利用强大的计算能力，来寻找这些信息中隐藏的“生物标志”，从而帮助医疗研究人员提前发现疾病。如果研究成功，这将是“神中之神”的预测了。

“量体裁衣”的精准医疗

判断一个人患了什么病，并不像预测感冒那样简单。同样的药物，对某些人有效，对另一些人却无效，这样的情况不少，特别是对一些疑难杂症。

据分析统计，抗抑郁的药物只对约 62% 的患者有效；而治疗哮喘的药物只对约 60% 的病人有效，还有 40% 的病人依旧受病痛折磨。在“此药无效”名单里，排头位的是治疗癌症的药物，只有约 25% 的癌症病人能治愈。

出现这种情况的原因是什么？

这是因为疾病的病因不同，加上患者的基因、家族病史、身体生理状况等各不相同，用同样的药物来治疗不同的病人，就好比成衣厂生产的“大、中、小”三种尺码的衣服，总

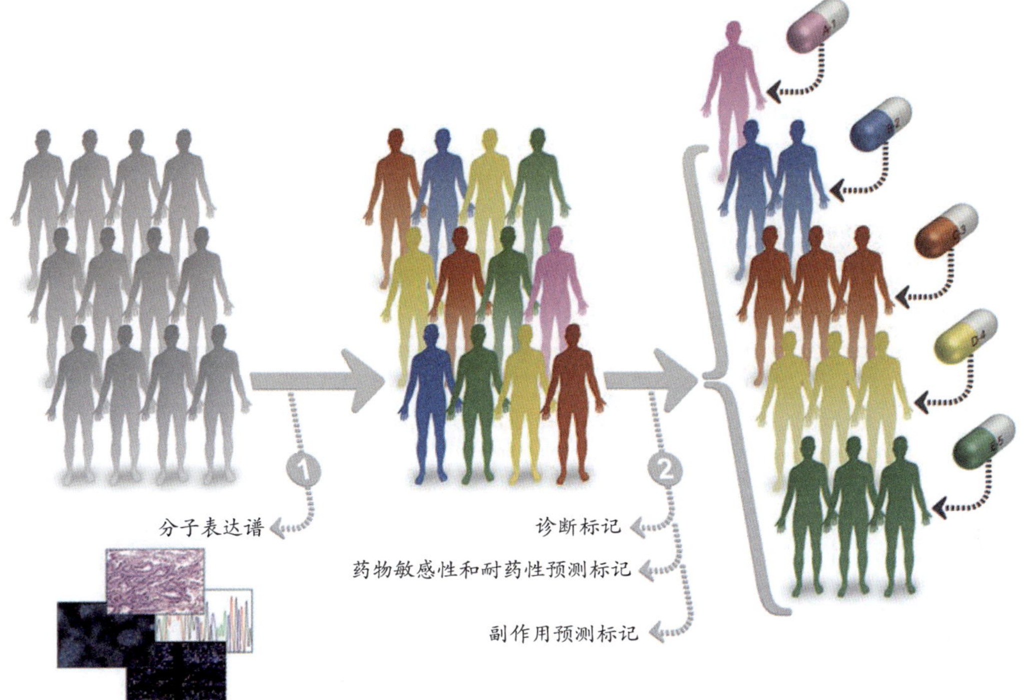

个性化癌症治疗（Credit：University of Texas）

有穿着不合身的人。

解决这个问题的方法，就是“量体裁衣”：根据每个人的高矮和胖瘦制作出合身的衣服。

在医学上，这种考虑个体基因、环境和生活方式等差异来促进健康和治疗疾病的新兴方法，称为个性化医疗（Personalized medicine）或精准医疗。

精准医疗要用到“大数据”，先对大量的个体进行基因组测序，以建立一个庞大的医学数据信息库，然后研究人员分析、对比不同个体的基因信息，进一步了解各种疾病的共同原因和特殊（个体）原因，从而开发出针对特定患者、特定致病突变基因的药物，制订相应的治疗方案。

举一个最简单的例子，有了精准医疗，药物用量就不再是“小孩 1 片、成人 2 片”了，医生可以根据病人的基因和新陈代谢速度开药方，服药的剂量可精确到毫克。

一生的健康交给“云端”

如今，大部分医疗相关数据是以纸质的形式存在的，而非电子数据化存储。官方的医药记录，在纸上；收费记录，在纸上；护士医生手写的病例记录，在纸上；处方药记录，在纸上；心电图，在纸上；X 光片

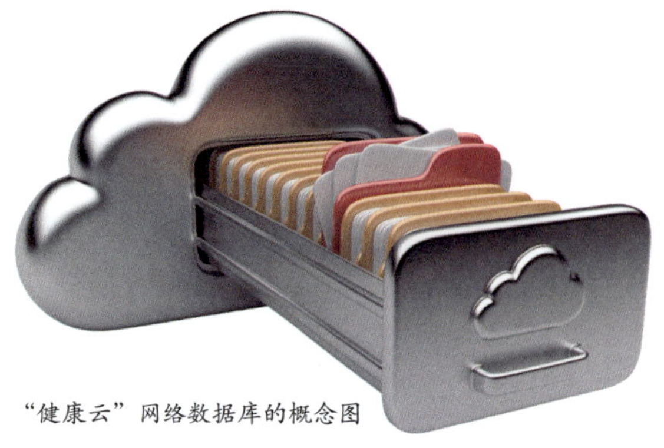
“健康云”网络数据库的概念图

记录，在胶片上。我们一生的健康，都在纸上。

整理查询病历，是护士一天中最烦琐的工作之一。如果万一不幸发生火灾，这些对于病人来说十分珍贵的资料就很有可能会毁于一旦。

走出这个困境的办法，是将这些医疗资料数字化、电子化。

美国奥巴马政府的医疗体制改革计划中的一个重点，是建立可以共享的电子健康档案（Electronic Health Record）。为此，美国政府不仅出台了一系列的法律进行强制性规范，甚至不惜实施了280亿美元的刺激和奖励计划。按照计划，未来两年，美国58%的小型医师诊所将推出电子健康记录。

在电子健康记录中，存有患者的生理信息、验血验尿的实验报告、家庭病史、医院就诊记录、服用药物记录等，这些信息被上传到被称为“健康云”的网络数据库中。无论何时何地，医生都可以通过电脑和互联网在几秒钟内访问数据库，不仅可以准确地获知急诊病人的信

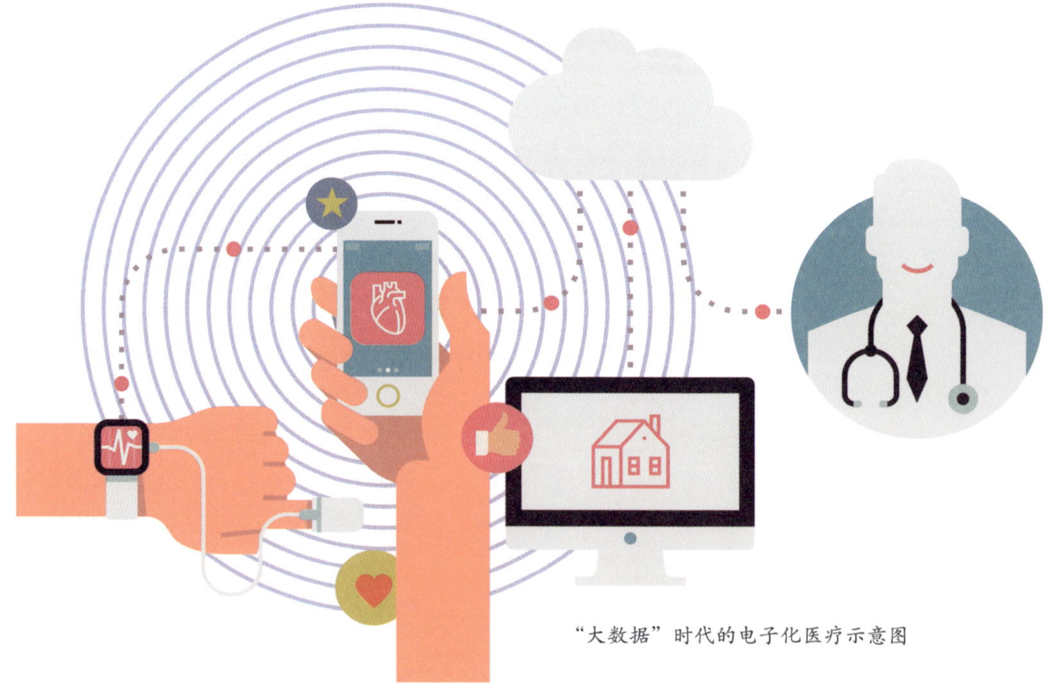
“大数据”时代的电子化医疗示意图

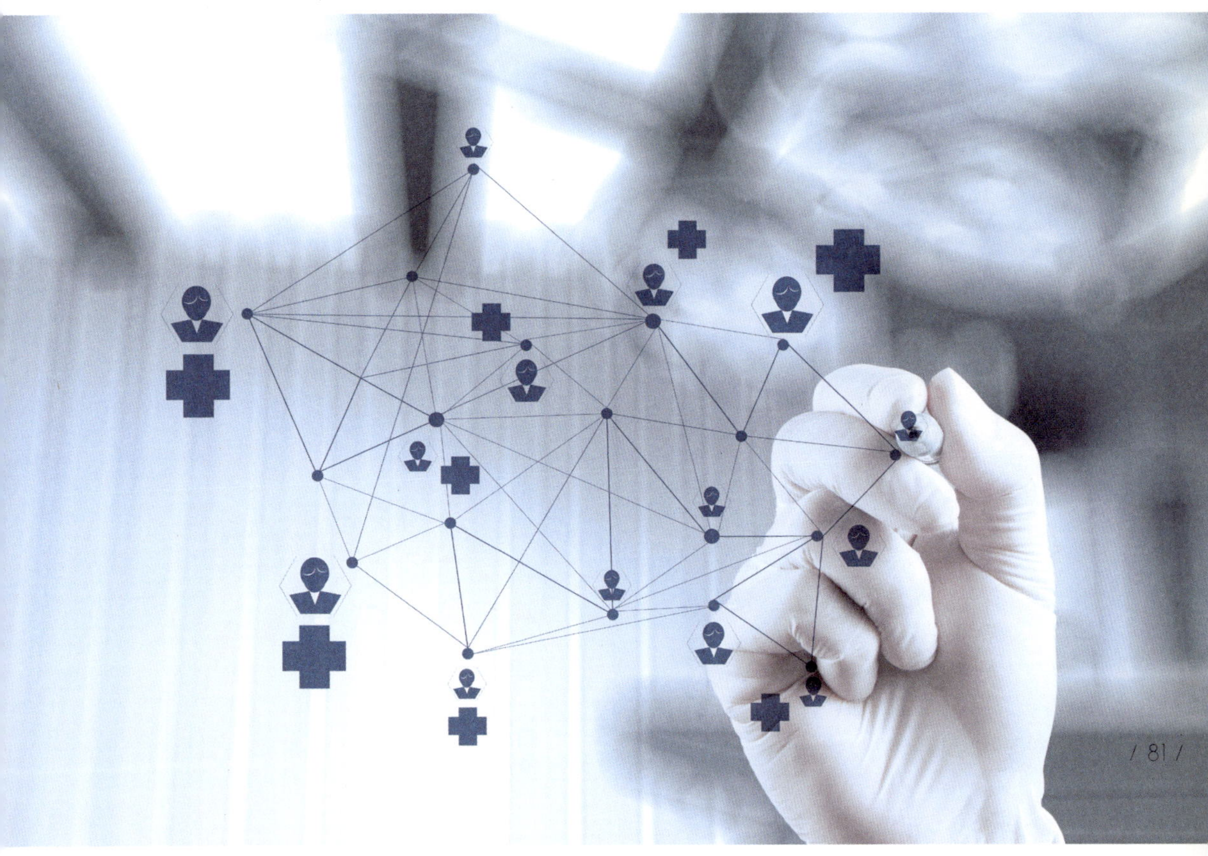

息，采取正确有效的治疗方法，而且还能对病人的健康进行监控，采取预防措施。

随着传感技术、纳米技术等科技的发展，对人体的信息感知已经打破了空间的限制（从超声波影像到分子基因，从医院到家庭，再到随身可知）和时间的限制（从定时监测到连续监测）。医学诊断正在演化为全人、全程的信息跟踪、判断和预测。

有了“健康云”，病人就诊时，他面前的医生不是“一个人”，这位医生的背后是一群经验丰富的医生，是一个网络化的医学信息库和知识库，还有上千年来的医学知识和实践经验。

我们一生的健康，都将在“大数据”的“云端”。

从健康信息的电子化到预防性的诊断，到疾病趋势的预测，到基于“大数据”分析的健康管理，再到个性化医疗，这种发展改变了疾病基因带来的“宿命”，也改变了传统的看病治病方式。

美国很多业界人士预测，在“大数据”“云端”趋势下，下一代人的平均寿命可以达到 100 岁。

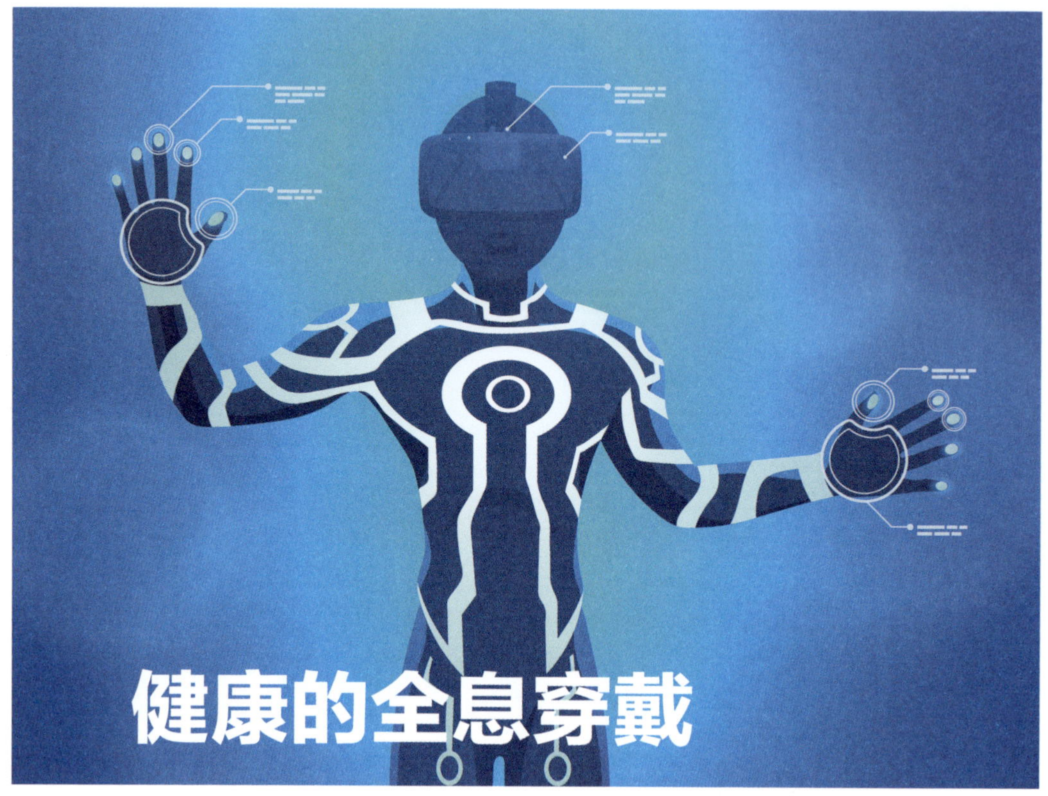

健康的全息穿戴

你注意过参加竞走、慢跑和骑行运动的人吗？他们有的胸前缠着带子，有的手腕上戴着手环，这些颜色鲜艳的带子和手环仅仅是装饰吗？当然不是，它们其实是一些可穿戴的传感器，可以从人体获取信息，这些信息可以直接反映人体的健康状况。戴上它们，可不是为了扮酷，关键时候，它们能挽救生命。

发出信号——个人传感器

传感器可以算是电子医疗网中的基础设施之一，它们可以无线穿戴或者贴在身体上来监测人体信息，包括在医院中使用的传感器，还有一些日常生活中可穿戴的设备，比如具有监测功能的手表、手环、腕带等。

最普通的传感器能监测你的运动量和心率。你可能经常看到有人晒自己每天走了多少步，跑了多少千米。其实，计步功能是现在很多智能手机可以做到的事情。你可能很少注意心率，但是这个指标对运动员和有心血管疾病的人非常重要。运动员在训练时需要清楚自己的心率，这样可以了解自己身体的极限。如果一个人想要改善自己的心血管功能，也应该追踪自己的心率变化，因为它是评估健康的一项重要指标。越来越多的人开始

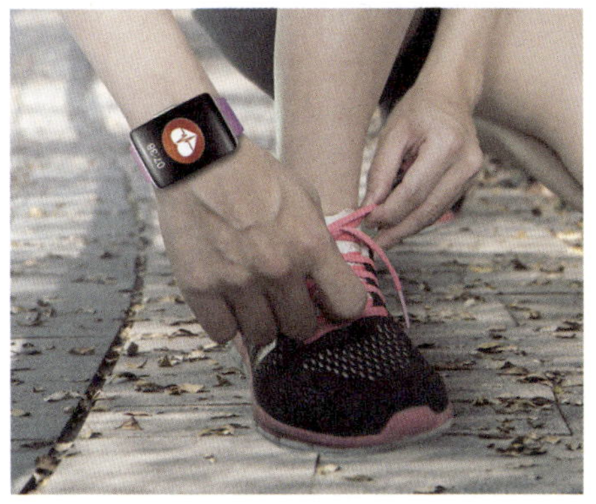

使用心率监测器，它已不再是什么新鲜玩意儿了。

在创新的前沿，可穿戴的传感器正在被植入一些不同寻常的设备中。比如，当前的研究已经将可穿戴式传感器植入文身和隐形眼镜中。目前，不少糖尿病患者正利用植入了可穿戴式传感器的文身和隐形眼镜持续监测自身的血糖水平。或许有一天也可以利用类似技术对其他疾病（如肾病等）加以监控。这些技术可以让人们能够很好地掌控自身的健康状况。

文身

糖尿病患者每天必须多次查看自己的血糖水平。血糖是指血液中的葡萄糖，传统的血糖测定需要从病人手指上取血。如果血糖水平太高，病人就需要注射胰岛素，直到血液中的葡萄糖含量降下来。这种老式的血糖监测方法很不方便，而且十分费时。更重要的是，病人会有痛苦。

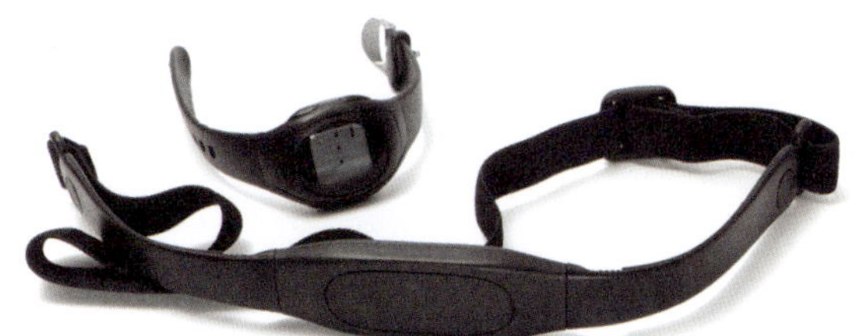

运动者在胸前和手腕上佩戴心率监测器

为使血糖监测更人性化，研究人员正在试着把传感器植入一种可粘贴的文身中，它可以直接监测血液中的葡萄糖浓度。这种文身的皮肤接触面有一对小电极，它们产生的电流将葡萄糖逼至皮肤表面，并与文身中预先存入的一种酶发生反应，这样就可以计算出被测者的血糖水平了。

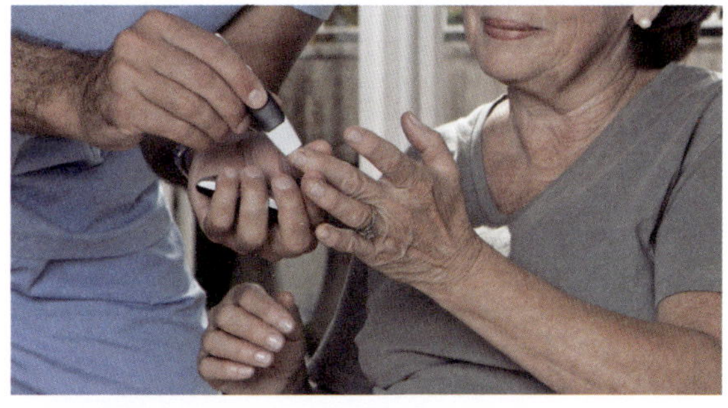

老式血糖测试

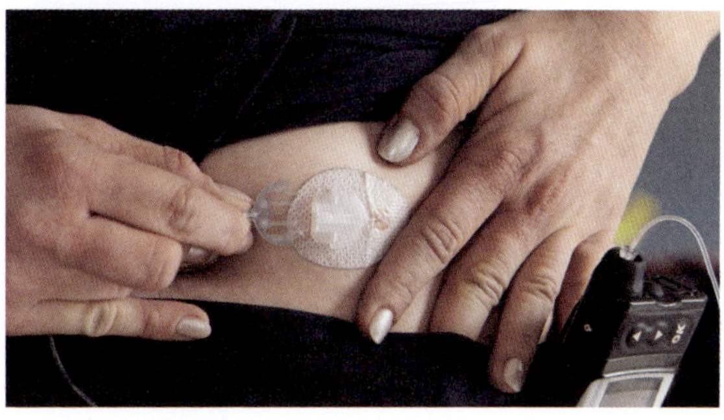

可穿戴的血糖传感器

智能隐形眼镜

另一种很有前景的血糖监测神器是隐形眼镜，它被植入了一种传感器。与前面提到的文身不同，这种特制的隐形眼镜不会直接检测血液中的葡萄糖。

人的泪水中含有葡萄糖，那么我们就来监测眼泪吧。隐形眼镜无疑是最靠近眼泪的工具。研究者制作一个塑料状的超薄薄膜，然后将两片计算机芯片、一个葡萄糖检测仪和一根比人类的头发丝还要细的天线放在薄膜里，再把隐形眼镜分成两层，把薄膜夹到中间。戴上这样的隐形眼镜，被测者便可轻而易举地监测自身眼泪中的葡萄糖水平了。

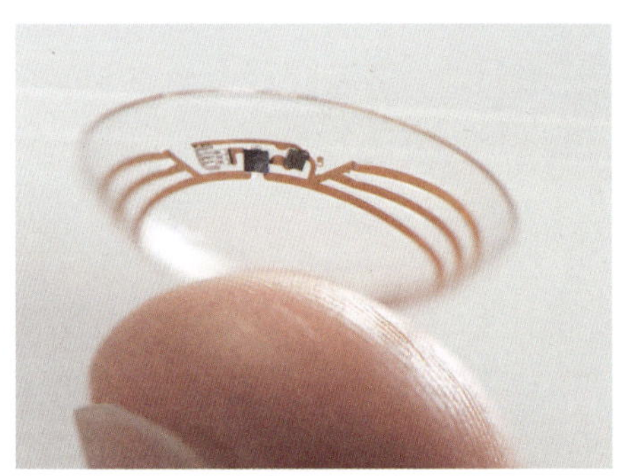

可以做到每秒读取葡萄糖水平的隐形眼镜模型（Credit：Google X）

可消化的传感器

“该吃药了。”这句话你隔多久会听到一次？如今，研发人员正在这个毫不起眼的环节上进行深入研究。

一种新型的可消化传感器应运而生。这种仅有一粒沙那么大的可消化

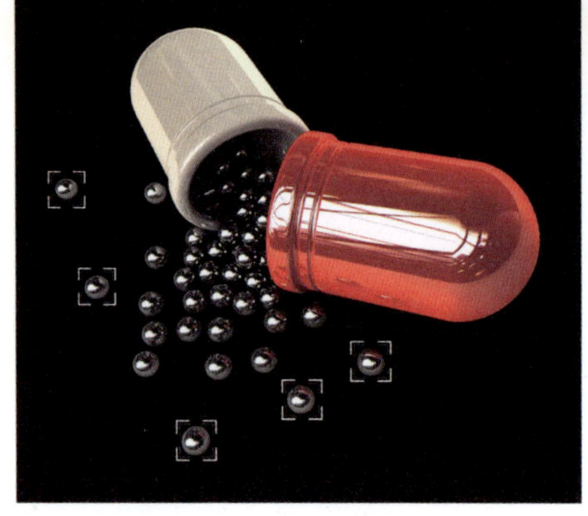

植入一粒胶囊中的可消化传感器

传感器被植入一粒胶囊或一片药片中。当胃液在传感器周围流动时，传感器中含有的小剂量的金属——比如镁和铜——会与胃酸接触，传感器被激活，产生信号，将体内的信息发出去。

这时，你肯定关心最终身体内的传感器去哪儿了。由于传感器本身是用可食用材料制成的，当它把信息传完以后，就会被消化掉。

传出数据

现在，个人传感器收集到你的健康数据，你已经意识到拥有这些数据只是第一步，因为隐形眼镜、吞到肚子里的传感器等并不能直接告诉你这些数据。

传输数据是接下来要做的事情。

前面提到的隐形眼镜拥有天线，它有很重要的用途。隐形眼镜上有一个小孔，传感器可以通过小孔检测眼泪，读取葡萄糖水平，然后，数据由天线传到智能手机上。

这种无线射频识别技术能够通过无线的方式传输电子信号，供附近接收器接收。

吞到肚子里的传感器也有办法把

数据传出来。当患者吞下药时，还需要在身体上贴上一个类似创可贴的东西，它可以接收传感器发出的信号，记录下药物进入胃中那段时间胃部的状况、体内的温度，还能够记录心率、身体活动水平和休息情况。然后，它能把这些数据通过蓝牙传到智能手机的应用程序中。患者随即可以把数据分享给医生或更多的人。

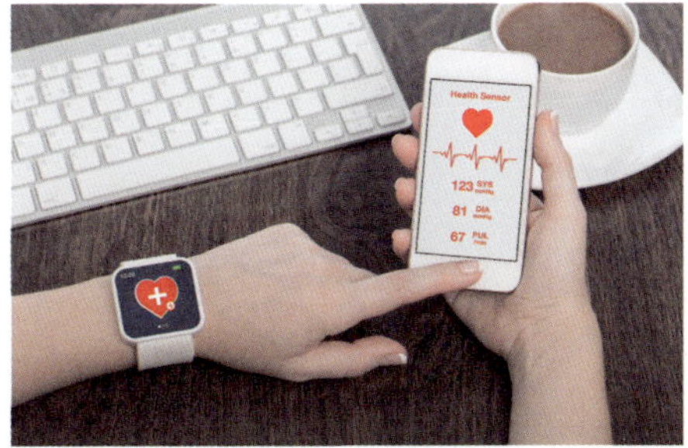

通过手机应用程序可以轻松读取血糖信息

“云”中见

当数据传输到手机等设备后，它就会继续向上层传送。

电子医疗的关键在于“云”理念。个人健康数据乃至全民健康信息都被存储在各个大学、医学基地及政府机构的中央数据库中。你可以随时通过家用电脑、平板设备、智能手机等访问这些数据库，获取信息。同时，这些信息也在医院和医生们的办公室之间自由穿梭。计算机服务器因能够接收并存储海量数据而成为中央节点，健康数据在一朵朵虚拟的“云”中，变成了一种共享利益，人们期待利用这些共享的数据和信息提高全社会整体的健康水平。

当数据到达医疗保健专家手里，电子医疗各环节间的联系将会急速扩展，且这一扩展将在瞬间发生，几乎没有延迟。

在家庭层面上，子女能够监测距他们千里之外的年迈的父母的健康状况。他们要做的仅仅是登录一个网站，就可以利用“云技术”确定父母是否遵医嘱按时服了药，还能监测父母是否对所服药物产生了不良反应。此外，他们还可以利用这项技术查看医生要求做的身体检查的结果，向身处异地的医务工作者提出更多与健康相关的问题。

在全球层面上，电子医疗能将从个人传感器、医生办公室、城市医院、乡村诊所乃至世界各地获得的数以十亿计的海量数据传输到一个集中的“云数据库”中，这项功能为人类创造了独一无二的医学研究机会。

世界各地的研究人员都能对这种电子医疗保健领域的“大数据”进行分析挖掘。他们能够借此寻找药物相互作用（包括对人体有益及有害的相互作用）的根源、长寿的秘诀，还能借此深入研究由基因引起的疾病。

北京大学人民医院心脏中心的科室主任胡大一教授曾在一个心脏病学会议上表示，医生“不是追求手术、放支架和起搏器的数量”，而是要“真正把患者数量降下来，现代信息技术的发展可以帮我们解决问题”。

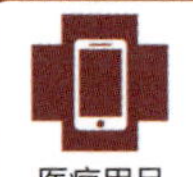
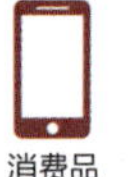
医疗用品 消费品

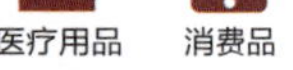
设备类型

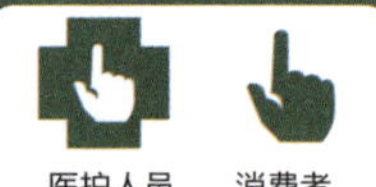
医护人员 消费者

使用者

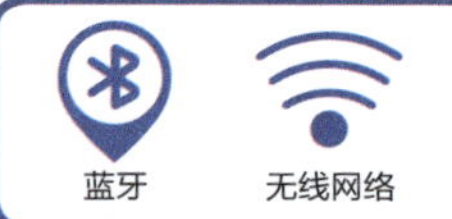
蓝牙 无线网络

无线功能

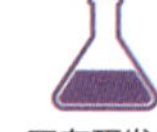
市场上购买 正在研发中

获得途径

智能健康扫描仪

手持式传感器，放在前额上 10 秒就能检测体温、血氧含量、心率、呼吸频率以及血压等健康参数并将数据传至手机 APP

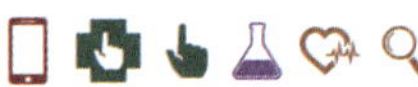

意念控制器扫描仪

使用“爪子”样的检测电极感应大脑产生的脑电波，从而感知人的感觉、情绪和思想

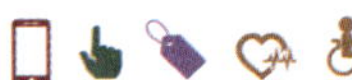

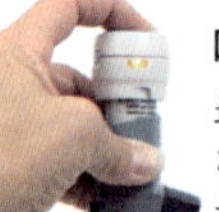

哮喘吸入器

连接有传感器，可以感应吸入剂量，并记录吸入的时间和地点

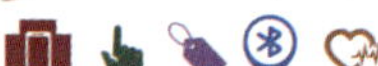

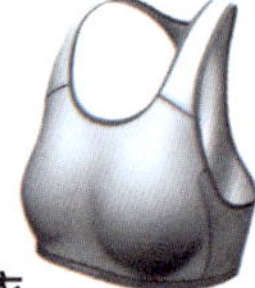

智能内衣

可以在第一时间检测出乳腺癌，并向穿戴者发出危险信号

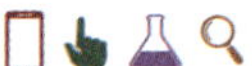

创可贴式心电图记录仪

佩戴于胸前，记录每一次心跳，可以连续佩戴 14 天，用于检测心律

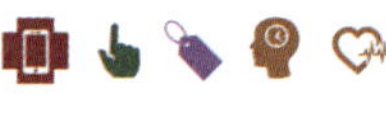

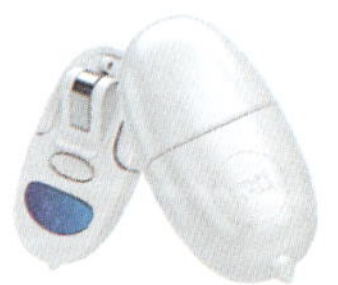

可携带洗手液分发器

洗手时将手部卫生状况实时传到手机 APP，自动生成监测报告，追踪个人手部卫生状况

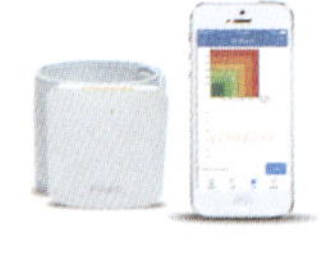

腕带式血压监测仪

能监测体重和脉搏血氧量，实时传送数据至手机 APP

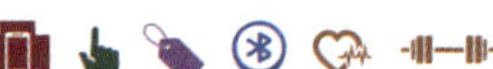

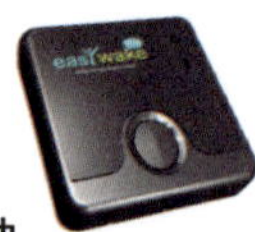

智能振动闹钟

配有睡眠监测仪，它可以读取身体参数，追踪睡眠周期，在合适的时间叫醒用户

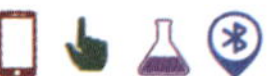

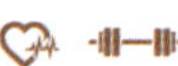

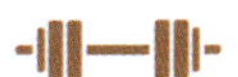
健身
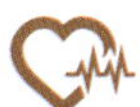
慢性病管理
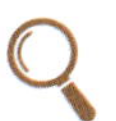
早期检测

持续监测

监督
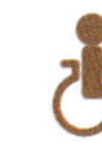
身体复健

用途

穿戴式健康监测仪

监测心电图、呼吸阻抗、脉搏血氧量及体温等，并通过手机将数据传至服务器，以便医护人员及时发现疾病

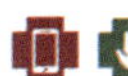
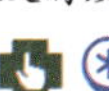

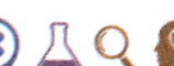

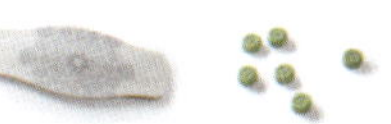

赫利奥斯（Helius）健康监测仪

可穿戴的传感器配合可以吞进肚子的传感器，检测人体的消化情况和生理数据，并将数据传至手机，作为医护人员复查和分析的参考

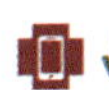

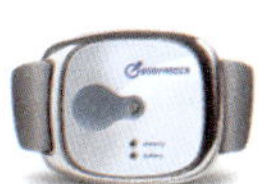

位置监测仪

追踪病人的位置移动，并能存储 28 天的数据

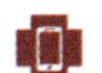

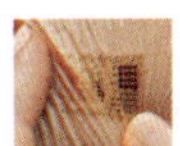

MC10 传感器

像文身一样与皮肤完美贴合，可以实时监测身体的水分含量，并与手机 APP 无线连接，提醒用户什么时候喝水以及喝多少水

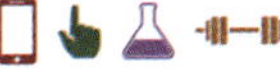

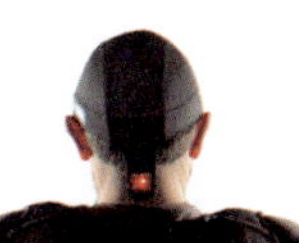

头部冲击监测器

带有传感器的无边帽给了用户额外的一双眼睛，可以监测体育运动对身体的影响

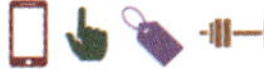

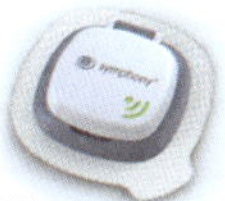

无创型血糖监测仪

持续监测人体血糖含量，内置式传感器每隔几分钟检测一次该贴片周围体液的血糖值，并将信息传至阅读器

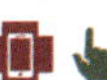

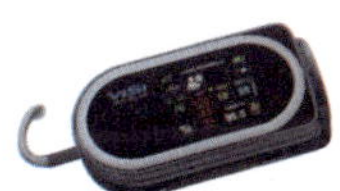

无线生命体征监测仪

如手机大小的传感器，贴在病人的手腕上，病人的数据直接保存至医院里的电子健康档案里

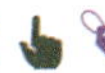
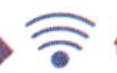

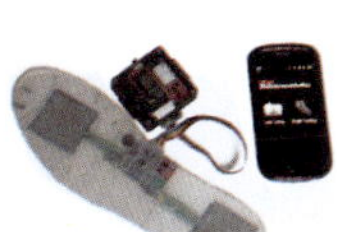

快速康复传感器鞋垫

硅胶鞋垫中的内置传感器，可以监测用户的步伐。截肢者可以用它纠正使用假肢时会带来的两脚不平衡，该系统也能用手机追踪数据

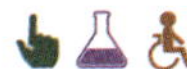

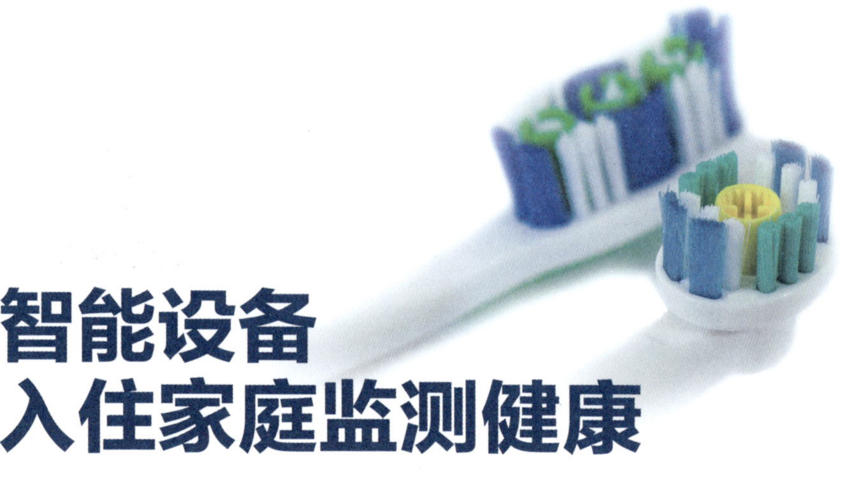

智能设备入住家庭监测健康

站在洗手间，你看着镜子，镜子也在看你。它可以告诉你，你是不是世界上最健康的人。

摄像头可以捕捉到你的外貌、体征变化。比如，美国麻省理工学院正在研发一个系统，系统中的摄像头可以捕捉皮肤因血液流动引起的亮度变化。血流量越大，被血液吸收的光线越多，人的皮肤表面反射的光线就越少。通过计算机计算，你的脉搏、血氧水平、血压等数据就可以显示在镜子上。这对容易患心血管疾病的人来说太有用了，在洗手间照镜子时就可以很方便地看到自己的身体状况。

你的牙刷也在努力工作。首先，它会发出警告，提示使用者该刷牙

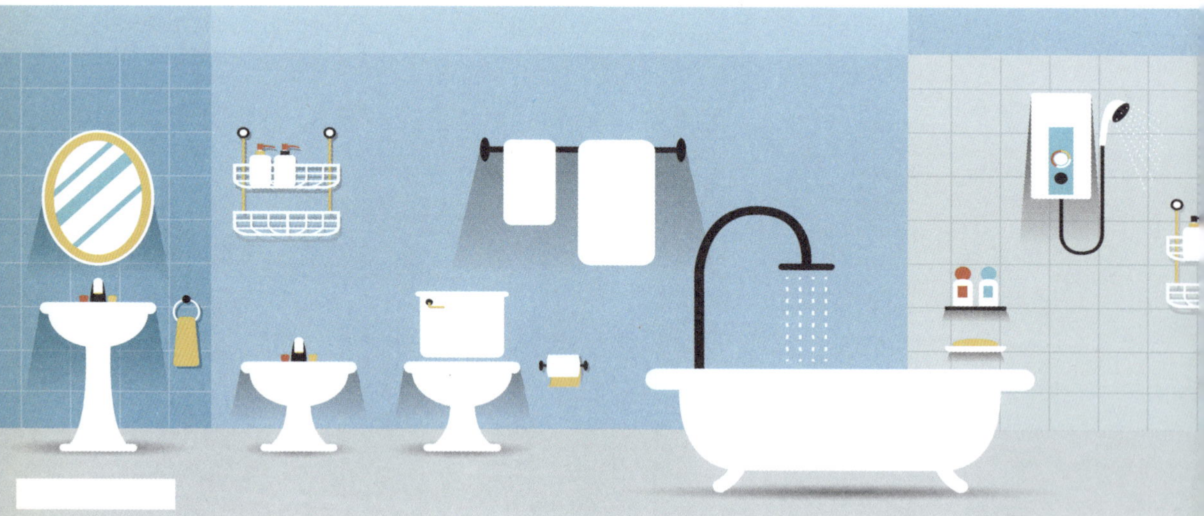

了、刷牙时间不够，或者刷牙方法不正确、该刷的地方没有刷到。不仅如此，智能牙刷上还有生物传感器，帮你测量体温、分析口气和唾液，然后可以把信息传送到智能手机的应用软件中，或者直接显示在你面前的镜子上！假如监测到的指标不正常，智能设备便会发出警报，提醒你进行进一步检测。

还有一种家用的智能马桶，它每天可以采集个人的 20 多种健康数据，检测尿酸、尿糖、潜血、pH 值、蛋白质、维生素，以及水分、脂肪等情况，还具有验孕等功能，人体排出的大小便也会被分流至一个小盒中进行常规监测，包括观察其中有没有血迹和检测细菌或者病毒值是否正常。上厕所这段时间就可以轻松做体检了！智能马桶不仅数据精准全面，同时有利于慢性病筛查、亚健康预查。想想你再也不用拿着小盒子在医院里奔波收集尿液送检，是不是可以长舒一口气了？

同样，智能马桶所得的信息会被传输到相应的智能设备上并被记录下来。如果监测到异常情况，智能设备同样会发出警报。

如果上述监测表明你身体出现了异常状况，你可以立即将相关数据传送到一款名为“网上诊断医师”的诊断软件。这个基于互联网的诊断工具会分析传输过来的数据、照片以及呈现的症状，做出相应诊断。如果有需要，这款智能诊断工具还能针对患者的具体情况开展治疗。

从电子医疗服务的发展速度看，到 2040 年，下面的两种情况可能会变成现实。

一种是用“老方法”索药。智能设备会根据接收到的诊断结果向附近的药房（假设那时候药房还存在）索取所需药物。药房接到订单后会将药配好，然后通过一架无人驾驶的空运设备将配好的药送到病患家中。

还有一种情形是“网上诊断医师”会自动配好病患的对症药方。药方的配置是基于患者的身高、体重、性别以及过去服用相同或类似药品时的药效等信息。配好药后，“网上诊断医师”会将药方回传给患者。患者智能房屋配备的电子医疗保健用 3D 打印机收到药方后，随即打印出所需药物。之后患者就可以足不出户，以最快时间服药了。